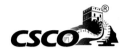

# 中国临床肿瘤学会（**CSCO**）
# 免疫检查点抑制剂临床应用指南
# 2020

GUIDELINES OF CHINESE SOCIETY OF CLINICAL ONCOLOGY (CSCO)
IMMUNE CHECKPOINT INHIBITOR
CLINICAL PRACTICE

中国临床肿瘤学会指南工作委员会　组织编写

人民卫生出版社

U0364897

**图书在版编目（CIP）数据**

中国临床肿瘤学会（CSCO）免疫检查点抑制剂临床应
用指南 . 2020 / 中国临床肿瘤学会指南工作委员会组织
编写 . —北京：人民卫生出版社，2020
　　ISBN 978-7-117-30049-0

　　Ⅰ . ①中…　Ⅱ . ①中…　Ⅲ . ①免疫抑制剂 － 临床应用
－ 指南　Ⅳ . ① R979.5-62

中国版本图书馆 CIP 数据核字（2020）第 088220 号

| 人卫智网 | www.ipmph.com | 医学教育、学术、考试、健康，购书智慧智能综合服务平台 |
| 人卫官网 | www.pmph.com | 人卫官方资讯发布平台 |

**中国临床肿瘤学会（CSCO）免疫检查点抑制剂临床应用指南 2020**

组织编写：中国临床肿瘤学会指南工作委员会
出版发行：人民卫生出版社（中继线 010-59780011）
地　　址：北京市朝阳区潘家园南里 19 号
邮　　编：100021
E - mail：pmph @ pmph.com
购书热线：010-59787592　010-59787584　010-65264830
印　　刷：北京盛通印刷股份有限公司
打击盗版举报电话：010-59787491　E-mail：WQ @ pmph.com
质量问题联系电话：010-59787234　E-mail：zhiliang @ pmph.com

经　　销：新华书店
开　　本：787 × 1092　1/32　印张：5.5
字　　数：136 千字
版　　次：2020 年 6 月第 1 版　2020 年 9 月第 1 版第 3 次印刷
标准书号：ISBN 978-7-117-30049-0
定　　价：38.00 元

# 中国临床肿瘤学会指南工作委员会

组　长　赫　捷　　　李　进
副组长　（以姓氏汉语拼音为序）
　　　　程　颖　　樊　嘉　　郭　军　　江泽飞
　　　　梁　军　　马　军　　秦叔逵　　王　洁
　　　　吴一龙　　徐瑞华　　于金明

# 中国临床肿瘤学会（CSCO）
# 免疫检查点抑制剂临床应用指南

## 2020

**组　长**

王宝成　张　力

**副组长（以姓氏汉语拼音为序）**

郭　军　李　进　罗荣城　秦叔逵　邱文生　叶定伟
朱　波

**秘书组**

王　俊

**专家组成员（以姓氏汉语拼音为序）（\* 为执笔人）**

陈　杰\*　武田制药公司

郭　军　北京大学肿瘤医院肾癌黑色素瘤内科

郭　晔\*　同济大学附属东方医院肿瘤科

李　进　　同济大学附属东方医院肿瘤科

李梦侠*　中国人民解放军陆军特色医学中心肿瘤科

刘秀峰*　中国人民解放军东部战区总医院秦淮医疗区全军肿瘤中心

罗荣城　　南方医科大学中西医结合肿瘤中心肿瘤内科

彭　智*　北京大学肿瘤医院消化肿瘤内科

秦叔逵　　中国人民解放军东部战区总医院秦淮医疗区全军肿瘤中心

邱文生　　青岛大学附属医院肿瘤内科

斯　璐*　北京大学肿瘤医院肾癌黑色素瘤内科

苏春霞*　同济大学附属上海市肺科医院内科

孙建国*　中国人民解放军陆军军医大学第二附属医院肿瘤科

王　俊*　山东第一医科大学第一附属医院肿瘤内科

王宝成　　中国人民解放军联勤保障部队第九六〇医院肿瘤科

杨云鹏*　中山大学肿瘤防治中心内科

杨镇洲*　重庆医科大学附属第二医院肿瘤科

叶定伟　　复旦大学附属肿瘤医院泌尿外科

袁　瑛 * 　浙江大学医学院附属第二医院肿瘤内科

张　力　　中山大学肿瘤防治中心内科

张红梅 * 　中国人民解放军空军军医大学西京医院肿瘤科

张小田 * 　北京大学肿瘤医院消化肿瘤内科

章必成 * 　武汉大学人民医院肿瘤中心

周彩存　　同济大学附属上海市肺科医院内科

朱　波　　中国人民解放军陆军军医大学第二附属医院肿瘤科

朱　煜 * 　复旦大学附属肿瘤医院泌尿外科

　　基于循证医学证据、兼顾诊疗产品的可及性、吸收精准医学新进展，制定中国常见癌症的诊断和治疗指南，是中国临床肿瘤学会（CSCO）的基本任务之一。近年来，临床诊疗指南的制定出现新的趋向，即基于诊疗资源的可及性，这尤其适合发展中国家或地区差异性显著的国家和地区。中国是幅员辽阔、地区经济和学术发展不平衡的发展中国家，CSCO 指南需要兼顾地区发展差异、药物和诊疗手段的可及性以及肿瘤治疗的社会价值三个方面。因此，CSCO 指南的制定，要求每一个临床问题的诊疗意见，需根据循证医学证据和专家共识度形成证据级别，同时结合产品的可及性和效价比形成推荐等级。证据级别高、可及性好的方案，作为 I 级推荐；证据级别较高、专家共识度稍低，或可及性较差的方案，作为 II 级推荐；临床实用，但证据等级不高的，作为 III 级推荐。CSCO 指南主要基于国内外临床研究成果和 CSCO 专家意见，确定推荐等级，便于大家在临床实践中参考使用。CSCO 指南工作委员会相信，基于证据、兼顾可及、结合意见的指南，更适合我国的临床实际。我们期待得到大家宝贵的反馈意见，并将在更新时认真考虑、积极采纳合理建议，保持 CSCO 指南的科学性、公正性和时效性。

**中国临床肿瘤学会指南工作委员会**

# CSCO 诊疗指南证据类别

| 证据特征 | | | CSCO 专家共识度 |
|---|---|---|---|
| 类别 | 水平 | 来源 | |
| 1A | 高 | 严谨的 Meta 分析、大型随机对照临床研究 | 一致共识<br>（支持意见 ≥ 80%） |
| 1B | 高 | 严谨的 Meta 分析、大型随机对照临床研究 | 基本一致共识，但争议小<br>（支持意见 60%~80%） |
| 2A | 稍低 | 一般质量的 Meta 分析、小型随机对照研究、设计良好的大型回顾性研究、病例–对照研究 | 一致共识<br>（支持意见 ≥ 80%） |
| 2B | 稍低 | 一般质量的 Meta 分析、小型随机对照研究、设计良好的大型回顾性研究、病例–对照研究 | 基本一致共识，但争议小<br>（支持意见 60%~80%） |
| 3 | 低 | 非对照的单臂临床研究、病例报告、专家观点 | 无共识，且争议大<br>（支持意见 <60%） |

# CSCO 诊疗指南推荐等级

| 推荐等级 | 标准 |
|---|---|
| Ⅰ级推荐 | **1A 类证据和部分 2A 类证据**<br>一般情况下，CSCO 指南将 1A 类证据和部分专家共识度高且在中国可及性好的 2A 类证据作为Ⅰ级推荐。具体来说，CSCO 指南Ⅰ级推荐具有如下特征：可及性好的普适性诊治措施（包括适应证明确），肿瘤治疗价值相对稳定，基本为国家医保所收录；Ⅰ级推荐的确定，不因商业医疗保险而改变，主要考虑的因素是患者的明确获益性 |
| Ⅱ级推荐 | **1B 类证据和部分 2A 类证据**<br>一般情况下，CSCO 指南将 1B 类证据和部分专家共识度稍低或在中国可及性不太好的 2A 类证据作为Ⅱ级推荐。具体来说，CSCO 指南Ⅱ级推荐具有如下特征：在国际或国内已有随机对照的多中心研究提供的高级别证据，但是可及性差或者效价比低，已超出平民经济承受能力的药物或治疗措施；对于获益明显但价格昂贵的措施，以肿瘤治疗价值为主要考虑因素，也可以作为Ⅱ级推荐 |
| Ⅲ级推荐 | **2B 类证据和 3 类证据**<br>对于正在探索的诊治手段，虽然缺乏强有力的循证医学证据，但是专家组具有一致共识的，可以作为Ⅲ级推荐供医疗人员参考 |
| 不推荐 / 反对 | 对于已有充分证据证明不能使患者获益的，甚至导致患者伤害的药物或者医疗技术，专家组具有一致共识的，应写明"专家不推荐"或者必要时"反对"。可以是任何类别等级的证据 |

# 一、复发或转移性头颈部鳞癌

| 治疗线数 | 分层 | Ⅰ级推荐 | Ⅱ级推荐 | Ⅲ级推荐 |
|---|---|---|---|---|
| 一线治疗 | 非鼻咽癌 | | 帕博利珠单抗 + 顺铂 / 卡铂 +5-FU（1A 类证据）[a]<br><br>帕博利珠单抗［综合阳性评分（combined positive score，CPS）≥ 1］（1A 类证据）[a] | |
| 二线或挽救治疗 | 非鼻咽癌 | 纳武利尤单抗（1A 类证据）[b] | 帕博利珠单抗（1A 类证据）[c] | |
| | 鼻咽癌 | | | 纳武利尤单抗（2B 类证据）[d]<br>帕博利珠单抗（2B 类证据）[d]<br>特瑞普利单抗（2B 类证据）[d]<br>卡瑞利珠单抗（2B 类证据）[d]（按照上市顺序排列） |

## 【注释】

a. 基于 KEYNOTE-048 研究[1]，美国食品药品监督管理局（Food and Drug Administration，FDA）于 2019 年 6 月批准帕博利珠单抗联合化疗（铂类和 5-FU）作为一线方案治疗复发或转移性头颈部鳞癌，同时批准帕博利珠单抗单药治疗肿瘤细胞表达程序性死亡受体配体 -1（programmed cell death ligand-1，PD-L1）（CPS ≥ 1）的患者。在国内，帕博利珠单抗尚未获得治疗复发或转移性头颈部鳞癌的适应证，但因为其伴随诊断试剂（PD-L1 IHC 22C3 抗体）于 2019 年 8 月获批，故本指南将帕博利珠单抗联合化疗和帕博利珠单抗单药（CPS ≥ 1）列为 Ⅱ 级推荐。在这项 Ⅲ 期随机对照试验（randomized controlled trial，RCT）中，帕博利珠单抗联合化疗的中位总生存时间（overall survival，OS）为 13.0 个月，显著优于以往标准的西妥昔单抗联合化疗的 10.7 个月（HR：0.77；95%CI：0.63~0.93；$P = 0.006\ 7$），并且在客观缓解率（objective response rate，ORR）、无进展生存（progression-free survival，PFS）和不良事件（adverse effect，AE）方面与后者没有显著差别。针对 CPS ≥ 1 的患者，帕博利珠单抗的中位 OS 为 12.3 个月，显著优于西妥昔单抗联合化疗的 10.3 个月（HR：0.78；95% CI：0.64~0.96；$P = 0.008\ 6$），并且在安全性方面显著优于后者。值得注意的是，帕博利珠单抗的 ORR 和 PFS 明显低于后者，因此可能并不适用于肿瘤快速进展的患者。

b. 基于 CheckMate 141 研究[2]，美国 FDA 于 2016 年 11 月批准纳武利尤单抗作为二线或挽救方案治疗以往经铂类治疗失败的复发或转移性头颈部鳞癌。在这项Ⅲ期随机对照试验中，纳武利尤单抗的中位 OS 为 7.5 个月，显著优于传统的挽救治疗药物（甲氨蝶呤、多西他赛或西妥昔单抗）的 5.1 个月（HR：0.70；95% CI：0.52~0.92；$P = 0.010\ 1$），并且在安全性和生活质量方面显著优于后者。该研究的 2 年随访结果显示，无论肿瘤细胞是否表达 PD-L1，患者均能从纳武利尤单抗治疗中获益[3]。2019 年 10 月，国家药品监督管理局（National Medical Products Administration，NMPA）批准纳武利尤单抗用于治疗肿瘤细胞表达 PD-L1 阳性的此类患者，因此本指南将该药列为Ⅰ级推荐。

c. 基于 KEYNOTE-012 研究[4]，美国 FDA 于 2016 年 8 月快速批准帕博利珠单抗作为二线或挽救方案治疗以往经铂类治疗失败的复发或转移性头颈部鳞癌。在国内，帕博利珠单抗尚未获得治疗头颈部鳞癌的适应证，因此本指南将该药列为Ⅱ级推荐。在后续验证性的Ⅲ期随机对照 KEYNOTE-040 研究[5]中发现，帕博利珠单抗的中位 OS 为 8.4 个月，显著优于传统的挽救治疗药物（甲氨蝶呤、多西他赛或西妥昔单抗）的 6.9 个月（HR：0.80；95%CI：0.65~0.98；$P = 0.016\ 1$），并且在安全性方面显著优于后者。值得注意的是，该研究采用肿瘤细胞或免疫细胞的 PD-L1 表达（TPS ≥ 50% vs. < 50%）作为分层因素之一，结果显示仅有 TPS ≥ 50% 的患者才能从帕博利珠单抗中获益，从而使欧洲药品委员会（European Medicines Agency，EMA）仅批准这部分患者的适应证。

d. 迄今为止，国内外尚未有任何一个免疫检查点抑制剂获批用于治疗鼻咽癌。目前的治疗结果均来自于小样本单臂研究，针对以往铂类治疗失败的复发或转移性鼻咽癌，不同药物的 ORR 介于 20%~34%，而生存数据差别较大[6-9]。虽然在一线治疗领域，卡瑞利珠单抗联合化疗在很小样本的条件下获得了很高的 ORR，但是否在生存方面优于单纯化疗尚需大样本随机研究的证实。

## 参考文献

[1] RISCHIN D, HARRINGTON KJ, GREIL R, et al. Protocol-specified final analysis of the phase 3 KEYNOTE-048 trial of pembrolizumab (pembro) as first-line therapy for recurrent/metastatic head and neck squamous cell carcinoma (R/M HNSCC). J Clin Oncol, 2019, 37 (suppl, abstr 6000).

[2] FERRIS RL, BLUMENSCHEIN G JR, FAYETTE J, et al. Nivolumab for recurrent squamous-cell carcinoma of the head and neck. N Engl J Med, 2016, 375 (19): 1856-1867.

[3] FERRIS RL, BLUMENSCHEIN G JR, FAYETTE J, et al. Nivolumab vs investigator's choice in recurrent or metastatic squamous cell carcinoma of the head and neck: 2-year long-term survival update of CheckMate 141 with analyses by tumor PD-L1 expression. Oral Oncol, 2018, 81: 45-51.

复发或转移性头颈部鳞癌

［4］SEIWERT TY, BURTNESS B, MEHRA R, et al. Safety and clinical activity of pembro-lizumab for treatment of recurrent or metastatic squamous cell carcinoma of the head and neck (KEYNOTE-012): an open-label, multicentre, phase 1b trial. Lancet Oncol, 2016, 17 (7): 956-965.

［5］COHEN EEW, SOULIÈRES D, LE TOURNEAU C, et al. Pembrolizumab versus methotrex-ate, docetaxel, or cetuximab for recurrent or metastatic head-and-neck squamous cell carci-noma (KEYNOTE-040): a randomised, open-label, phase 3 study. Lancet, 2019, 393 (10167): 156-167.

［6］MA BBY, LIM WT, GOH BC, et al. Antitumor activity of nivolumab in recurrent and metastatic nasopharyngeal carcinoma: an international, multicenter study of the Mayo Clinic phase 2 consor-tium (NCI-9742). J Clin Oncol, 2018, 36 (14): 1412-1418.

［7］HSU C, LEE SH, EJADI S, et al. Safety and antitumor activity of pembrolizumab in patients with pro-grammed death-ligand 1-positive nasopharyngeal carcinoma: results of the KEYNOTE-028 study. J Clin Oncol, 2017, 35 (36): 4050-4056.

［8］WANG F, WEI XL, FENG JI, et al. Recombinant humanized anti-PD-1 monoclonal anti-body (JS001) in patients with refractory/metastatic nasopharyngeal carcinoma: interim results of an open-label phase II clinical study. ASCO, 2019, abstract 6017.

[9] FANG W, YANG Y, MA Y, et al. Camrelizumab (SHR-1210) alone or in combination with gemcitabine plus cisplatin for nasopharyngeal carcinoma: results from two single-arm, phase 1 trials. Lancet Oncol, 2018, 19: 1338-1350.

# 二、晚期食管癌

| 治疗线数 | I 级推荐 | II 级推荐 | III 级推荐 |
|---|---|---|---|
| 一线治疗 [a] | | | |
| 二线治疗 | 卡瑞利珠单抗（1A 类证据）[b]<br>帕博利珠单抗（1A 类证据）[d] | 纳武利尤单抗（2A 类证据）[c] | |
| 后线治疗 [e] | | | |

## 【注释】

a. 目前国内外有多个程序性细胞死亡蛋白 1（programmed cell death protein 1，PD-1）单抗联合化疗对比化疗在晚期食管癌一线中的 III 期临床研究正在进行中。

b. ESCORT 研究是首个针对中国食管鳞癌患者的随机、开放、化疗药对照的多中心 III 期临床研究[1]。该研究探索了卡瑞利珠单抗对比研究者选择的化疗用于一线化疗失败的局部晚期或转移性食管鳞癌的疗效与安全性。共有 448 例患者随机 1∶1 入组，其中 228 例患者接受卡瑞利珠单抗治疗，220 例患者接受了研究者选择的化疗（多西他赛或伊立替康）。主要终点为 OS，次要终点为 PFS、ORR、缓解持续时间（duration of response，DoR）和安全性。结果显示，卡瑞利珠单抗组显著优于化疗组，中位 OS 达到 8.3 个月，而化疗组仅为 6.2 个月，死亡风险降低 29%，差异达到统计学意义（HR：0.71；95% CI：0.57~0.87；$P = 0.001$）；12 个月的 OS 率分别为 33.7% 和 23.3%。亚组分析显示，接受卡瑞利珠单抗治疗的全部亚组患者均可获益。中位 PFS 达到 1.9 个月，降低疾病进展 / 死亡风险 31%，差异达到统计学意义（HR：0.69；95% CI：0.56~0.86；$P$ = 0.000 6）；中位 DoR 达到 7.4 个月，而化疗组仅为 3.4 个月。卡瑞利珠单抗组 ORR 为 20.2%，化疗组为 6.4%。卡瑞利珠单抗组疾病控制率（disease control rate，DCR）为 44.7%，化疗组为 34.5%。该研究为目前入组中国食管鳞癌患者最多的前瞻性随机对照试验，故证据级别为 1A 类，本指南将其列为 I 级推荐。

c. ATTRACTION-03 是一项全球性多中心、随机、开放标签研究，在对先前接受的氟尿嘧啶和含铂药物难治或不耐受的不可切除性晚期或复发性食管癌患者中开展，评估了纳武利尤单抗相对于化疗（多西他赛或紫杉醇）的疗效和安全性[2]。最终分析结果显示，与化疗组相比，纳武利尤单抗治疗组 OS 达到 10.9 个月，化疗组为 8.4 个月，死亡风险降低 23%，差异达到统计学意义（HR：0.77；95%CI：0.62~0.96；$P$ = 0.019）。无论肿瘤 PD-L1 表达情况，均有生存获益。中位 DoR 达到 6.9 个月，而化疗组仅为 3.9 个月。纳武利尤单抗组 ORR 和 DCR 分别为 19% 和 37%，而化疗组为 22% 和 63%。该研究为前瞻性随机对照试验，但入组患者以日本食管癌患者为主，由于中日两国在食管癌的肿瘤负荷、致病危险因素及易感基因等方面均有显著差异[3]，故证据级别为 2A 类，本指南将其列为 II 级推荐。

d. 在 KEYNOTE-181 研究中，头对头比较了帕博利珠单抗与研究者选择的化疗在晚期或转移性食管鳞癌或腺癌 /Siewert I 型食管胃结合部腺癌患者二线治疗中的疗效[4]。该研究共入组 628 例患者，按 1：1 的比例随机分配接受帕博利珠单抗 200mg q3w 连续治疗 2 年，或研究者选择的化疗（包括紫杉醇、多西他赛或伊立替康）。其中鳞癌 401 例（63.9%），PD-L1 CPS ≥ 10 的患者 222 例。主要研究终点为鳞癌患者、PD-L1 CPS ≥ 10 患者和意向性治疗人群的 OS。次要终点为 PFS、OS 和安全性。在 PD-L1 CPS ≥ 10 的患者中，帕博利珠单抗组显著优于化疗组，中位 OS 达到 9.3 个月，而化疗组仅为 6.7 个月，死亡风险降低 31%，差异达到统计学意义（HR：0.69；95%CI：0.52~0.93；$P = 0.007\,4$）；18 个月的 OS 率也更优，为 26%，化疗组为 11%。在食管鳞癌患者中，帕博利珠单抗组的 OS 也有临床意义上的改善，达到 8.2 个月，化疗组为 7.1 个月（HR：0.78；95%CI：0.63~0.96；$P = 0.009\,5$）；18 个月的 OS 率两组分别为 23% 和 12%。在 ITT 人群中，帕博利珠单抗组的 OS 较化疗组虽然无统计学差异（中位 OS 分别为 7.1 个月和 7.1 个月；HR：0.89；95%CI：0.75~1.05；$P = 0.056\,0$），但有临床获益的趋势，18 个月的 OS 率分别为 18% 和 10%。在 2019 年 CSCO 和 ESMO 上，分别公布了帕博利珠单抗治疗既往接受过全身治疗的复发性局部晚期或转移性食管癌的全球多中心的 III 期临床研究（KEYNOTE-181）的亚洲和中国亚组人群的分析结果[5, 6]，共纳入 123 例随机接受帕博利珠单抗（62 例）或化疗（61 例）。此次对中国人群数据分析的主要终点与整体研究一致，为意向治疗群体、食管鳞癌群体、PD-L1 CPS ≥ 10 群体的 OS 12 个月 vs. 5.3 个月（HR：0.34；95%CI：0.17~0.69）。该研究为前瞻性随机对照试验，故证据级别为 1A 类，本指南将其列为 I 级推荐。

e. 在特瑞普利单抗挽救治疗食管鳞癌的 I B/ II 期开放标签研究中[7]，有 48 例食管癌患者的临床疗效可以评估，其中 1 例完全缓解（complete response，CR），8 例部分缓解（partial response，

PR），ORR 为 22.9%，DCR 为 50%，初步结果显示在食管癌的临床应答与患者 PD-L1 表达水平无关。

## 参考文献

［1］HUANG J, XU JM, CHEN Y, et al. Phase 3 study of camrelizumab vs chemotherapy for locally advanced/metastatic esophageal cancer: The ESCORT Study. 2019 ESMO.

［2］KATO K, CHO BC, TAKAHASHI M, et al. Nivolumab versus chemotherapy in patients with advanced oesophageal squamous cell carcinoma refractory or intolerant to previous chemotherapy (ATTRAC-TION-3): a multicentre, randomised, open-label, phase 3 trial. Lancet Oncol, 2019, 20 (11): 1506-1517.

［3］LIN Y, TOTSUKA Y, HE Y, et al. Epidemiology of esophageal cancer in Japan and China. J Epidemiol, 2013, 23 (4): 233-242.

［4］KOJIMA T, MURO K, FRANCOIS E, et al. Pembrolizumab versus chemotherapy as second-line therapy for advanced esophageal cancer: Phase Ⅲ KEYNOTE-181 study. 2019 ASCO GI.

［5］沈琳，陈嘉，MURO K，等 . 帕博利珠单抗对比化疗二线治疗晚期 / 转移性食管腺癌或鳞状细胞癌：KEYNOTE-181 亚洲亚组分析 . 2019 CSCO.

［6］CHEN J, LUO S, CHENG Y, et al. Pembrolizumab versus chemotherapy in patients with advanced/metastatic adenocarcinoma or squamous cell carcinoma of the esophagus as second-line therapy: analysis of the Chinese sub-group in KEYNOTE-181, 2019 ESMO. Abstract.

[7] WANG FH, SHI JH, SHEN L, et al. Recombinant humanized anti-PD-1 monoclonal antibody (JS001) as salvage treatment for advanced esophageal squamous cell carcinoma: preliminary results of an open-label, multi-cohort, phase Ib/ II clinical study. J Clin Oncol, 36, 4_suppl (February 1 2018): 116.

# 三、非小细胞肺癌

# 无驱动基因突变的非鳞 NSCLC[a]

| 治疗线数 | I 级推荐 | II 级推荐 | III 级推荐 |
|---|---|---|---|
| IV 期无驱动基因、非鳞 NSCLC 一线治疗[g] | 帕博利珠单抗（限 PD-L1 TPS ≥ 50%）[b]（1A 类证据）（PD-L1 TPS 1%~ 49%，2A 类证据）[b] 帕博利珠单抗联合培美曲塞和铂类（1A 类证据）[c] | 阿替利珠单抗联合紫杉醇 + 卡铂 + 贝伐珠单抗（1A 类证据）[d] 阿替利珠单抗 + 白蛋白紫杉醇 + 卡铂（1A 类证据）[e] 卡瑞利珠单抗联合培美曲塞和卡铂（1A 类证据）[f] | |
| 晚期非鳞 NSCLC 二线治疗[j, k] | 纳武利尤单抗[g]（1A 类证据） | 帕博利珠单抗（限 PD-L1 TPS ≥ 1%）（1A 类证据）[h] 阿替利珠单抗（1A 类证据）[i] | |
| 局部晚期 NSCLC 巩固治疗 | 同步化放疗后使用度伐利尤单抗（1A 类证据）[l] | | |
| 辅助治疗[m] | | | |
| 新辅助治疗[n] | | | |

## 【注释】

a. 非小细胞肺癌（non-small cell lung cancer，NSCLC）驱动基因依据我国 CSCO 指南及药物可及性，目前主要检测 *EGFR*、*ALK*、*ROS1*。其余驱动基因突变与免疫治疗疗效的关系因研究数据有限，仅进行简要叙述：*KRAS* 合并 *STK11* 变可能为免疫不获益人群，*KRAS* 合并 *TP53* 突变，很可能成为免疫治疗的优势人群[1]。*STK11* 是调节细胞分裂的基因，研究显示 *STK11* 基因突变组中免疫浸润细胞较少[2]，*STK11* 基因突变与 PD-L1 表达呈负向关系[3]，这些结果表明仅 *STK11* 突变可能降低免疫治疗疗效。最近发表的 IMMUNOTARGET 研究对 PD-1 抑制剂和驱动基因突变亚组的结果进行了报道，截至 2018 年 4 月，一共纳入 551 名患者，大部分患者使用了纳武利尤单抗或帕博利珠单抗，最佳治疗反应分别为：*KRAS* 26%，*BRAF* 24%，*ROS1* 17%，*MET* 16%，*EGFR* 12%，*HER-2* 7%，*RET* 6%，*ALK* 0%[4]。

b. 基于 III 期 KEYNOTE-024 和 KEYNOTE-042 研究，FDA 先后批准帕博利珠单抗作为 PD-L1 肿瘤阳性比例分数（tumor proportion score，TPS）≥ 50% 或 ≥ 1% 且 *EGFR* 突变和 *ALK* 重排检测阴性或未知的 IV 期 NSCLC 患者的一线治疗[5]。在 KEYNOTE-024 研究中，帕博利珠单抗组与化疗组相比，中位 PFS 分别为 10.3 个月 vs. 6.0 个月（HR：0.63；95%CI：0.46~0.88；$P < 0.001$），ORR 分别为 44.8% vs. 27.8%。同时，帕博利珠单抗组与化疗组相比，3 级以上治疗相关不良事件（treatment-related adverse event，TRAE）发生率更低（26.6% vs. 53.3%）。2019 年更新的 KEYNOTE-024 研究的 OS 数据显示[6]：帕博利珠单抗组和化疗组的 OS 分别为 30.0

个月 vs. 14.2 个月（HR：0.63；95%CI：0.47~0.86；P = 0.002）。在 KEYNOTE-042 研究中[7]，帕博利珠单抗组与化疗组相比，中位 OS 分别为 20 个月 vs. 12.2 个月（HR：0.63；95%CI：0.46~0.88；P < 0.001），同时在安全性方面，帕博利珠单抗组与化疗组相比，3 级 AE 发生率更低（18.0% vs. 41.0%）。亚组分析显示 PD-L1 TPS 为 1%~49% 的人群应用帕博利珠单抗与化疗相当，中位 OS 分别为 13.4 个月 vs. 12.1 个月（HR：0.92；95% CI：0.77~1.11），提示对于有化疗禁忌的患者，帕博利珠单抗可作为一种选择。2019 年 WCLC 会议上报道了 KEYNOTE-042 中中国亚组人群数据，帕博利珠单抗组与化疗组相比，降低死亡风险 35%（HR：0.65；95% CI：0.45~0.94），且在 PD-L1 ≥ 50% 的人群中，中位 OS 为 20.0 个月 vs. 14.0 个月，安全性与之前在全球研究中观察到的一致，没有新发的安全性信号。鉴于 NMPA 已基于 KEYNOTE-042 研究批准相应适应证，故本指南 I 级推荐帕博利珠单抗治疗 PD-L1 TPS ≥ 50% 且 *EGFR* 突变和 *ALK* 重排检测阴性或未知的Ⅳ期 NSCLC 患者，I 级推荐帕博利珠单抗治疗 PD-L1 TPS 1%~49% 且 *EGFR* 突变和 *ALK* 重排检测阴性或未知的Ⅳ期 NSCLC 患者，I 级推荐帕博利珠单抗治疗 PD-L1 TPS ≥ 1% 且 *EGFR* 突变和 *ALK* 重排检测阴性或未知的Ⅳ期 NSCLC 患者。

c. 基于Ⅲ期 KEYNOTE-189 研究，FDA 及 NMPA 批准帕博利珠单抗联合培美曲塞/卡铂（或顺铂）作为 *EGFR* 突变和 *ALK* 重排检测阴性或未知的Ⅳ期非鳞状 NSCLC 的一线治疗，且不需考虑其 PD-L1 表达水平[8]，故本指南予以 I 级推荐。在 KEYNOTE-189 研究中[8]，帕博利珠单抗联合化疗组与单独化疗组相比，ORR 分别为 47.6% vs. 18.9%（P < 0.001），中位 PFS 分别为 8.8 个月 vs. 4.9 个月（HR：0.52；95%CI：0.43~0.64；P < 0.001），1 年 OS 率分别为 69.2% vs. 49.4%

（HR：0.49；95%CI：0.38~0.64；$P < 0.001$），且无论 PD-L1 表达水平如何，帕博利珠单抗联合化疗组的 OS 率均有所提高。同时，帕博利珠单抗联合化疗组与单独化疗组 3 级以上 TRAE 发生率相似（67.2% vs. 65.8%）。2019 年 ASCO 更新的 OS 数据显示[9]：帕博利珠单抗联合化疗组与单独化疗组相比，中位 OS 分别为 22.0 个月 vs. 10.7 个月（HR：0.56；95%CI：0.45~0.70，$P < 0.000\ 01$），推荐使用帕博利珠单抗 / 培美曲塞进行维持治疗。2019 年 ASCO 报道了一项 PD-1 抑制剂信迪利单抗联合化疗一线治疗 NSCLC 的有效性和安全性的 I B 期研究[10]。该研究同时入组无 *EGFR* 突变或 *ALK* 重排的局部晚期或转移性非鳞状和鳞状 NSCLC 患者。截止至 2019 年 1 月 15 日，非鳞癌组和鳞癌组分别入组了 21 例和 20 例患者。两组分别有 19 例和 17 例患者至少进行了一次影像学评估，非鳞状和鳞状 NSCLC 的 ORR 分别为 68.4% 和 64.7%，中位 PFS 分别为 11.4 个月和 6.5 个月。4 例（9.8%）患者发生 ≥ 3 级的 TRAE。10 例患者（24.4%）发生了免疫相关的不良事件（immune-related adverse event，irAE），其中最常见的是皮疹（n = 5）、肺炎（n = 3）和甲状腺功能减退（n = 2），无 irAE 导致的死亡。

d. 基于 Ⅲ 期 IMpower150 研究，FDA 批准阿替利珠单抗 / 贝伐珠单抗 / 紫杉醇 / 卡铂联合方案作为 *EGFR* 突变和 *ALK* 重排检测阴性或未知的 Ⅳ 期非鳞状 NSCLC 的一线治疗，且不需考虑其 PD-L1 表达水平[11]。阿替利珠单抗目前在国内已上市，但由于 NMPA 尚未批准该适应证，故本指南将其作为 Ⅱ 级推荐。在 IMpower150 研究中[11]，阿替利珠单抗 / 贝伐珠单抗 / 化疗组与贝伐珠单抗 / 化疗组相比，中位 PFS 分别为 8.3 个月 vs. 6.8 个月（HR：0.62；95% CI：0.52~0.74；$P < 0.001$），中位 OS 分别为 19.2 个月 vs. 14.7 个月（HR：0.78；95% CI：0.64~0.96；

$P = 0.02$），同时在安全性方面，阿替利珠单抗 / 贝伐珠单抗 / 化疗组与贝伐珠单抗 / 化疗组的 3 级以上 irAE 发生率相似（58.5% vs. 50%）。值得注意的是，2019 年美国临床肿瘤学会（American Society of Clinical Oncology，ASCO）年会公布的 IMpower150 研究中的肝转移人群的数据显示[12]，阿替利珠单抗 / 贝伐珠单抗 / 化疗联合治疗与贝伐珠单抗 / 化疗组相比，ORR 分别为 60.8% vs. 41.1%，中位 PFS 分别为 8.2 个月 vs. 5.4 个月（HR：0.81；95%CI：0.55~1.21），中位 OS 分别为 13.3 个月 vs. 9.4 个月（HR：0.87；95% CI：0.57~1.32），因此，肝转移人群可能从该方案中获益更明显，建议使用阿替利珠单抗、贝伐珠单抗或两者同时使用进行维持治疗。

e. 基于 III 期研究 IMpower130[13]，本指南 II 级推荐阿替利珠单抗联合白蛋白紫杉醇 / 卡铂方案用于 EGFR 突变和 ALK 重排检测阴性或未知的 IV 期非鳞 NSCLC 的一线治疗。在 IMpower130 研究中的 ITT-WT 人群[13]，阿替利珠单抗 / 白蛋白紫杉醇 / 卡铂组和单纯化疗组相比，中位 PFS 为 7.0 个月 vs. 5.5 个月（HR：0.64；95%CI：0.54~0.77；$P < 0.000\ 1$），中位 OS 分别为 18.6 个月 vs. 13.9 个月（HR：0.79；95%CI：0.64~0.98；$P = 0.033$），所有 PD-L1 水平组都观察到 PFS 和 OS 的获益。另外，研究中所有预设亚组均观察到 PFS 获益，但肝转移患者除外，这组患者也没有 OS 获益。值得一提的是，同样在 IV 期非鳞状 NSCLC 的一线治疗研究 IMpower132 中[14]，阿替利珠单抗 / 培美曲塞 / 卡铂（或顺铂）对比单独化疗组，其 OS 终点并未达到，仅取得 PFS 获益。

f. 2019 年 WCLC 上口头报告了一项卡瑞利珠单抗联合化疗一线治疗 EGFR/ALK 突变阴性晚期

非鳞 NSCLC 的随机Ⅲ期研究[15]。研究纳入了 412 例患者，1∶1 随机分配至卡瑞利珠单抗联合化疗组（205 例）和单纯化疗组（207 例），接受 4~6 个周期卡铂（AUC = 5）+ 培美曲塞（500mg/m²），联合或不联合卡瑞利珠单抗（200mg）治疗，维持治疗采用培美曲塞联合或不联合卡瑞利珠单抗，q3w。研究结果显示，卡瑞利珠单抗联合培美曲塞 / 卡铂一线治疗 EGFR/ALK 野生型晚期非鳞 NSCLC 临床获益显著，各项疗效评估终点均优于培美曲塞 / 卡铂双药化疗，中位 PFS 为 11.3 个月 vs. 8.3 个月（P = 0.000 2），中位 OS 为 NR vs. 20.9 个月（P = 0.027 2），ORR 为 60% vs. 39.1%（P < 0.000 1），DCR 为 87.3% vs. 74.4%（P = 0.000 5），DoR 为 17.6 个月 vs. 9.9 个月（P = 0.035 6）。在安全性方面，卡瑞利珠单抗联合化疗组和单纯化疗组的 3~4 级 TRAE 发生率分别为 66.3% 和 45.9%，两组中 TRAE 导致的死亡分别为 5 例（2.4%）和 4 例（1.9%）。最常见的 3~4 级 TRAE 包括骨髓抑制，例如中性粒细胞计数减少、白细胞计数减少、贫血、血小板计数减少。卡瑞利珠单抗联合化疗组中常见的任意级别 irAE 包括反应性皮肤毛细血管内皮增生症（reactive cutaneous capillary endothelial proliferation，RCCEP）（77.6%）、ALT 升高（12.2%）、AST 升高（11.2%）、乏力（11.7%）、甲状腺功能减退（10.2%）。未观察到发生率 ≥ 5% 的 3 级及以上 irAE，≥ 3 级的 RCCEP 仅发生 2 例，安全性可接受，卡瑞利珠单抗国内已获批上市，本指南做Ⅱ级推荐。

g. 基于Ⅲ期研究 CheckMate 078 及 NMPA 对该适应证的批准，本指南Ⅰ级推荐纳武利尤单抗作为 EGFR 突变和 ALK 重排检测阴性或未知的Ⅳ期 NSCLC 二线治疗。CheckMate 078 是首个在我国开展的、以中国患者为主的 PD-1 抑制剂治疗晚期非小细胞肺癌（NSCLC）的随机Ⅲ期临床研究[17]。在 2019 年 CSCO 大会上，更新了其 2 年随访数据[18]：纳武利尤单抗组和多西他赛组 2 年的 OS 率分别为 28% 和 18%，中位 OS 分别为 11.9 个月和 9.5 个月（HR：0.75；97.7% CI：0.61~0.93），接受纳武利尤单抗治疗的患者客观缓解率（ORR）为 18%，而多西他赛组仅为 4%；CheckMate 078 研究的 OS 获益与 CheckMate 017/057 研究结果保持一致，纳武利尤单抗在两个研究中的 2 年 OS 率分别为 28% 和 27%。进一步的亚组分析显示，无论肿瘤组织学类型为腺癌或鳞癌，无论 PD-L1 表达水平（≥1% 或 <1%），纳武利尤单抗较多西他赛均能够延长患者总生存期。同时，在安全性方面，纳武利尤单抗组和多西他赛组总体 TRAE 发生率为 65% 和 84%，纳武利尤单抗治疗组 3~4 级 TRAE 的发生率低于多西他赛组，分别为 12% 和 47%。

h. 基于 III 期 KEYNOTE-010 研究[19]，FDA 批准帕博利珠单抗作为 PD-L1 表达水平 ≥1% 且 *EGFR* 突变和 *ALK* 重排检测阴性或未知的 IV 期 NSCLC 二线治疗，由于 NMPA 尚未批准该适应证，故本指南将其作为 II 级推荐。在 KEYNOTE-010 研究中[19]，帕博利珠单抗组与多西他赛组相比，OS 分别为 10.4 个月 vs. 8.5 个月（HR：0.71；95%CI：0.58~0.88；$P = 0.000\,8$）。其中，对于 PD-L1 TPS ≥50% 的患者，帕博利珠单抗组的 OS 获益更加明显，分别为 14.9 个月 vs. 8.2 个月（HR：0.54；95%CI：0.38~0.77；$P = 0.000\,2$）。同时在安全性方面，帕博利珠单抗组与多西他赛组相比，3 级以上 TRAE 发生率更低（13% vs. 35%）。

i. 基于 III 期研究 OAK[20]，FDA 已批准阿替利珠单抗作为 *EGFR* 突变和 *ALK* 重排检测阴性或未知的 IV 期 NSCLC 的二线治疗，并且不需检测 PD-L1 的表达水平。阿替利珠单抗国内已上市，但由于 NMPA 尚未批准该适应证，故将其作为本指南 II 级推荐。在 OAK 研究中[20]，接受阿替利珠单抗治疗的非鳞状 NSCLC 患者与接受多西他赛治疗组相比，中位 OS 分别为 15.6 个月 vs. 11.2 个月（HR：0.73；95%CI：0.6~0.89；$P = 0.001\ 5$）。但在鳞癌患者中，阿替利珠单抗组 OS 获益不明显，中位 OS 分别为 8.9 个月 vs. 7.7 个月（HR：0.73；95%CI：0.54~0.98；$P = 0.038$）。在安全性方面，阿替利珠单抗与多西他赛组相比，3 级以上 TRAE 发生率较低（15% vs. 43%）。

j. 一项卡瑞利珠单抗联合阿帕替尼治疗 EGFR 和 ALK 野生型晚期非鳞 NSCLC 的 I / II 期临床研究结果显示[21]，在既往接受过至少一线化疗治疗失败的患者中，接受卡瑞利珠单抗 200mg q2w 静脉输注 + 阿帕替尼 250mg qd 口服治疗，所有可评估患者的 ORR 为 30.8%，DCR 为 82.4%，中位 PFS 为 5.9 个月，OS 终点未达到。安全性方面，最常见的 ≥ 3 级 AE 包括高血压（16.7%）、手足综合征（11.5%）和 γ-GT 升高（9.4%）。RCCEP 的发生率为 15.6%，未发生 ≥ 3 级的 RCCEP。

k. 2019 年 WCLC 上口头报告了一项卡瑞利珠单抗治疗不同 PD-L1 表达水平的经治晚期 / 转移性 NSCLC 的 II 期伞式研究[22]。研究纳入了 146 例一线化疗失败的 EGFR/ALK 突变阴性的晚期 NSCLC 患者（其中包含 5 例 EGFR 突变阳性、一线 TKI 治疗失败的 PD-L1 ≥ 50% 的患者），依据不同 PD-L1 表达水平纳入 4 个队列（队列 1：PD-L1 < 1% = 74 例，队列 2：1% ≤ PD-L1 < 25% = 31 例，队列 3：25% ≤ PD-L1 < 50% = 11 例，队列 4：PD-L1 ≥ 50% = 30 例，入组患者均接受卡瑞利珠单抗 200mg q2w 治疗。研究结果显示，ITT 人群的 ORR 为 18.5%，DCR 为 53.4%，中位 PFS 为 3.2 个月，中位 OS 为 19.4 个月。PD-L1 表达水平越高，其疗效越好，队

列 1~4 的中位 PFS 分别为 2.1、3.1、6.0 和 7.1 个月。安全性方面，≥ 3 级 TRAE 的发生率为 17.1%，严重不良事件（severe adverse effect，SAE）的发生率为 13.7%，其中包括 TRAE 导致的死亡 3 例（2.1%）。常见的任意级别 TRAE 包括 RCCEP（74%）、甲状腺功能减退（11%）、AST 升高（10.3%）、ALT 升高（8.9%）、血清淀粉酶升高（7.5%）等，常见的 ≥ 3 级 TRAE 为 RCCEP（4.8%）、血清淀粉酶升高（2.1%）和食欲下降（0.7%）。

l. 基于 III 期研究 PACIFIC[23]，FDA 已批准度伐利尤单抗作为不可切除的 III 期 NSCLC 同步放化疗后未进展的患者的巩固疗法。NMPA 也已经批准该适应证，故将其作为本指南 I 级推荐。在 PACIFIC 研究中[23]，度伐利尤单抗组与安慰剂组相比，ORR 分别为 28.4% vs. 16.0%（$P < 0.001$），中位 PFS 分别为 16.8 个月 vs. 5.6 个月（HR：0.52；95% CI：0.42~0.65；$P < 0.001$），且中位 DoR 更长（在 18 个月时持续缓解的比例分别为 72.8% 和 46.8%）。同时，度伐利尤单抗组的中位至死亡或远处转移时间明显延长（23.2 个月 vs. 14.6 个月；$P < 0.001$）。两组患者的 3~4 级 AE 发生率相似（度伐利尤单抗组 29.9%，安慰剂组 26.1%），肺炎是最常见的 3~4 级 AE（度伐利尤单抗组 4.4% vs. 安慰剂组 3.8%）。

m. NSCLC 辅助免疫治疗的 III 期研究正在进行，包括 ANVIL、IMpower010、PEARLS、KEYNOTE-671 和 IFCT-1401 等。ANVIL 研究是一项随机、国际多中心的 III 期临床试验，纳入 I B~ III A 期 NSCLC 术后标准辅助放、化疗后未进展的患者，评估纳武利尤单抗 240mg q2w 的有效性，主要研究终点为无疾病生存期（disease-free survival，DFS）及总体 OS。同样，PEARLS 及 IMpower 010 研究分别是探讨帕博利珠单抗和阿替利珠单抗在早期可切除肺癌术后辅助治疗疗效的两项Ⅲ期临床研究。KEYNOTE-671研究纳入ⅡB或ⅢA期未经治疗的NSCLC患者，评估术前使用帕博利珠单抗联合铂类化疗以及术后单独使用帕博利珠单抗的安全性和有效性。目前，免疫辅助治疗的研究正在进行中，结果值得期待。

n. NSCLC新辅助免疫治疗Ⅲ期研究正在进行中，包括KEYNOTE-671、CheckMate 816和IMpower030等，同时也有Ⅱ期研究已初现曙光，包括CheckMate 159、NADIM、NEOSTAR和LCMC3等。CheckMate 816研究旨在比较ⅠB~ⅢA期可手术切除的NSCLC患者中使用纳武利尤单抗联合化疗对比单纯化疗作为新辅助治疗的安全性和有效性。IMpower030研究旨在评估阿替利珠单抗或安慰剂联合化疗作为可切除的Ⅱ期、ⅢA期或可选择性切除的ⅢB期NSCLC患者新辅助治疗的疗效与安全性。CheckMate 159研究结果在新英格兰杂志的发表，开启了NSCLC术前新辅助免疫治疗模式的探索。该研究中[24]，共计21例患者接受手术切除，20例达到根治性切除。其中2例（10%）PR，18例（86%）病情稳定，1例（5%）出现疾病进展，9例（45%）达显著病理学缓解（major pathological response，MPR），其中3例达到完全病理缓解（pathological complete response，pCR）。2018 WCLC报告的NADIM研究中纳武利尤单抗联合化疗的MPR率高达80%[25]。NEOSTAR是一项旨在评估新辅助纳武利尤单抗或纳武利尤单抗+ipilimumab治疗NSCLC的疗效和安全性的Ⅱ期临床研究[26]，2019年ASCO报告的最新数据显示：41例患者中，10例达到MPR（纳武利尤单抗组4例，纳武利尤单抗+ipilimumab组6例），总的MPR率为24%[26]。LCMC3[27]研究是一项评估阿替利珠单抗作为ⅠB至部分选择性可切除ⅢB期NSCLC患者的新辅助治疗疗效和安全性的

Ⅱ期临床研究，2019 年 ASCO 报告的最新数据显示，MPR 率为 18%。2019 年 ASCO 报道了一项 PD-1 抑制剂信迪利单抗作为新辅助治疗在可切除的肺鳞癌患者中疗效和安全性的研究[28]。截至 2019 年 1 月 28 日，共入组 22 例患者，3 例患者达到影像学评估的 PR，ORR 为 13.6%，10 例（45.5%）患者达到了 MPR，其中 4 例（18.2%）达到 pCR。总体而言，新辅助免疫治疗的Ⅲ期 RCT 研究结果值得期待。

# 驱动基因突变阳性的非鳞 NSCLC

| 治疗线数 | I 级推荐 | II 级推荐 | III 级推荐 |
|---|---|---|---|
| 一线治疗 a | | | |
| 二线或三线以后治疗 b、c、d | | | |

【注释】

a. 从目前已有的研究来看，并不支持驱动基因阳性的晚期 NSCLC 患者一线使用免疫治疗。一项帕博利珠单抗的 II 期临床研究[29]，共招募 11 名未接受靶向治疗的 EGFR 突变患者，其中 64% 为敏感突变（EGFR 19 缺失突变、L858R 突变），并有 73% 的患者为 PD-L1 表达强阳性（TPS ≥ 50%）。结果显示只有 1 名患者对免疫治疗起作用，有效率仅为 9%（1/11）；而再次验证突变状态发现，这名患者并无 EGFR 突变，也就是说对于 EGFR 突变患者而言，接受帕博利珠单抗一线治疗的有效率几乎为 0。同时，在研究进行的 6 个月内已有 2 例患者因 irAE 死亡，临床数据也显示免疫治疗疗效不佳，因此该研究被提前终止。对于免疫联合靶向治疗，也因毒性增加而使其应用受到限制。Ahn 等发现，奥希替尼联合度伐利尤单抗治疗 EGFR 突变

NSCLC 患者，间质性肺病的发病率高达 38%[30]。Gibbons 等使用吉非替尼联合度伐利尤单抗治疗 *EGFR* 突变 NSCLC 患者时[31]，3~4 级肝酶升高的比率高达 40%~70%。因此，对于没有接受靶向治疗的 *EGFR* 突变阳性的晚期 NSCLC 患者，即使 PD-L1 高表达，仍建议将靶向治疗作为一线治疗。

b. 一项 Meta 分析比较了 PD-1/PD-L1 抑制剂与多西他赛治疗晚期 NSCLC 的疗效与安全性，共纳入 3 项临床试验，包括 CheckMate 057、KEYNOTE-010 和 POPLAR 试验[32]。结果显示，在 *EGFR* 敏感突变阳性人群中，多西他赛组的疗效优于 PD-1/PD-L1 抑制剂，提示 *EGFR* 突变患者后线使用免疫治疗，其获益并没有超越化疗。OAK 研究也得到类似结论[20]，其亚组分析显示，*EGFR* 突变患者并未从二线阿替利珠单抗治疗中获得 OS 的显著改善。ATLANTIC 是第一个在 *EGFR/ALK*+ 患者中评价免疫检查点抑制剂疗效的前瞻性研究[33]。在队列 1 中，入组 111 例 *EGFR/ALK*+ 患者，其中可评估的 PD-L1 ≥ 25% 的患者有 74 例，9 例（12.2%）取得客观缓解。

c. IMpower150 研究纳入了 *EGFR* 突变和 *ALK* 重排的非鳞 NSCLC 患者，这些患者先前都接受过至少一个靶向治疗方案。阿替利珠单抗联合化疗 + 贝伐珠单抗组中位 OS 最长，目前仍未达到，超过 60% 的患者生存期超过 26 个月，而单独化疗组的中位 OS 只有 17.5 个月。值得注意的是，研究中纳入了 108 例 *EGFR* 突变或 *ALK* 重排的患者[12]，这些患者在 TKI 治疗进展后（或不能耐受）接受了阿替利珠单抗 / 贝伐珠单抗 / 化疗，其中位 PFS 也较单独化疗增加（9.7 个月 vs. 6.1 个月；HR：0.59；95%CI：0.37~0.94）。因此，阿替利珠单抗 / 贝伐珠单抗化疗方案可能是

*EGFR* 突变或 *ALK* 重排患者 TKI 治疗进展后的选择之一。

d. 在一项特瑞普利单抗联合培美曲塞 + 卡铂治疗 EGFR-TKI 耐药晚期 / 复发 *EGFR* 突变 NSCLC 的 II 期研究中，共入组 40 例一线 EGFR-TKI 治疗失败且 T790M 阴性的患者。在可评估疗效的 38 例患者中，ORR 为 55.3%（21/38），DCR 为 92.1%（35/38），严重 AE 的发生率为 24.3%，未发现非预期 AE，展现了这种治疗模式在此类人群中非常好的应用前景，III 期研究正在进行当中。

# 鳞状 NSCLC

| 治疗线数 | I 级推荐 | II 级推荐 | III 级推荐 |
|---|---|---|---|
| 晚期鳞状 NSCLC 一线治疗 [c] | 帕博利珠单抗（PD-L1 TPS ≥ 50%）（1A 类证据）[a]<br>（PD-L1 TPS 1%~49%，II A 类证据）[a]<br>帕博利珠单抗联合紫杉醇 / 白蛋白紫杉醇和铂类（1A 类证据）[b] | | |
| 晚期鳞状 NSCLC 二线治疗 | 纳武利尤单抗 [d]（1A 类证据） | 帕博利珠单抗<br>（限 PD-L1 TPS ≥ 1%）<br>（1A 类证据）[e]<br>阿替利珠单抗<br>（1A 类证据）[f] | |
| 局部晚期 NSCLC 巩固治疗 | 同步化放疗后使用度伐利尤单抗<br>（1A 类证据）[g] | | |
| 辅助治疗 [h] | | | |
| 新辅助治疗 [i] | | | |

a. 基于 III 期 KEYNOTE-024 和 KEYNOTE-042 研究，FDA 先后批准帕博利珠单抗作为 PD-L1 TPS ≥ 50% 或 ≥ 1% 且 *EGFR* 突变和 *ALK* 重排检测阴性或未知的 IV 期 NSCLC 患者的一线治疗[5]。在 KEYNOTE-024 研究中，帕博利珠单抗组与化疗组相比，中位 PFS 分别为 10.3 个月 vs. 6.0 个月（HR：0.63；95%CI：0.46~0.88；$P < 0.001$），ORR 分别为 44.8% vs. 27.8%。同时，帕博利珠单抗组与化疗组相比，3 级以上 TRAE 发生率更低（26.6% vs. 53.3%）。2019 年更新的 KEYNOTE-024 研究的 OS 数据显示[6]：帕博利珠单抗组和化疗组的 OS 分别为 30.0 个月 vs. 14.2 个月（HR：0.63；95% CI：0.47~0.86；$P = 0.002$）。在 KEYNOTE-042 研究中[7]，帕博利珠单抗组与化疗组相比，中位 OS 分别为 20 个月 vs. 12.2 个月（HR：0.63；95% CI：0.46~0.88；$P < 0.001$），同时在安全性方面，帕博利珠单抗组与化疗组相比，3 级 AE 发生率更低（18.0% vs. 41.0%）。但是该研究的 ITT 人群中，PD-L1 TPS ≥ 50% 的人群占 47%，且亚组分析显示 PD-L1 TPS 为 1%~49% 的人群并没有从帕博利珠单抗的治疗中获益，中位 OS 分别为 13.4 个月 vs. 12.1 个月（HR：0.92；95% CI：0.77~1.11）。在 2019 年 WCLC 会议报道了 KEYNOTE-042 中国亚组人群数据，帕博利珠单抗组与化疗组相比，降低死亡风险 35%（HR：0.65；95% CI：0.45~0.94），且在 PD-L1 ≥ 50% 的人群中，中位 OS 为 20.0 个月 vs. 14.0 个月，安全性与之前在全球研究中观察到的一致，无新发的安全性信号。由于 NMPA 已基于 KEYNOTE-042 批准相应适应证，故本指南 I 级推荐帕博利珠单抗治疗 PD-L1 TPS ≥ 50% 且 *EGFR* 突变和 *ALK* 重排检测阴性或未知的 IV 期 NSCLC 患者，I 级推荐帕博利珠单抗治疗

PD-L1 TPS 1%~49%且EGFR突变和ALK重排检测阴性或未知的Ⅳ期NSCLC患者，Ⅰ级推荐帕博利珠单抗治疗PD-L1 TPS ≥ 1%且*EGFR*突变和*ALK*重排检测阴性或未知的Ⅳ期NSCLC患者。

b. 基于Ⅲ期KEYNOTE-407研究，FDA批准帕博利珠单抗联合卡铂/紫杉醇（或白蛋白紫杉醇）作为Ⅳ期鳞状NSCLC的一线治疗，且不需考虑其PD-L1表达水平[34]。目前NMPA已批准该适应证，故本指南将其作为Ⅰ级推荐。在KEYNOTE-407研究中[34]，帕博利珠单抗联合化疗组与单独化疗组相比，ORR分别为57.9% vs. 38.4%（$P = 0.000\,4$），中位PFS分别为6.4个月 vs. 4.8个月（HR：0.56；95% CI：0.45~0.70；$P < 0.001$），中位OS分别为15.9个月 vs. 11.3个月（HR：0.64；95% CI：0.49~0.85；$P < 0.001$），同时，帕博利珠单抗联合化疗组与单独化疗组的3级以上TRAE发生率相似（69.8% vs. 68.2%），推荐使用帕博利珠单抗作为维持治疗。

c. 在晚期NSCLC一线治疗中，CheckMate 227研究Part1部分首次证实纳武利尤单抗 + 低剂量ipilimumab的双免疫联合治疗与含铂化疗相比能显著延长患者总生存时间，为EGFR及ALK阴性患者提供了不依赖化疗的免疫治疗新选择。结果显示[16]，与化疗相比，纳武利尤单抗联合低剂量ipilimumab在PD-L1 ≥ 1%的人群中总生存获益显著，mOS分别为17.1个月 vs. 14.9个月（HR：0.79；97.72% CI：0.65~0.96），2年OS率分别为40%和32.8%；在客观缓解率（ORR）方面，纳武利尤单抗联合低剂量ipilimumab和化疗组分别为35.9%和

30.0%，完全缓解率（CR）分别为5.8%和1.8%。即使对于PD-L1 < 1%的人群，双免疫治疗同样改善患者的总生存（HR：0.62；95%CI：0.48~0.78）。此外，无论PD-L1表达水平如何，纳武利尤单抗联合低剂量ipilimumab组的中位持续缓解时间（DoR）均为化疗患者的近4倍。在安全性方面，基于超过18个月的随访，研究未观察到新的安全信号，纳武利尤单抗联合低剂量ipilimumab在所有随机患者中的3~4级与TRAE发生率为33%，化疗组为36%。目前FDA已授予该方案用于一线治疗无*EGFR/ALK*基因突变的晚期NSCLC的优先审评资格。

d. 基于Ⅲ期研究CheckMate 078及NMPA对该适应证的批准，本指南Ⅰ级推荐纳武利尤单抗作为*EGFR*突变和*ALK*重排检测阴性或未知的Ⅳ期NSCLC二线治疗。CheckMate 078是首个在我国开展的、以中国患者为主的PD-1抑制剂治疗晚期NSCLC的随机Ⅲ期临床研究[17]。在2019年CSCO大会上，更新了其2年随访数据[18]：纳武利尤单抗组和多西他赛组2年的OS率分别为28%和18%，中位OS分别为11.9个月和9.5个月（HR：0.75；97.7%CI：0.61~0.93），接受纳武利尤单抗治疗的患者客观缓解率（ORR）为18%，而多西他赛组仅为4%；CheckMate 078研究的OS获益与CheckMate 017/057研究结果保持一致，纳武利尤单抗在两个研究中的2年OS率分别为28%和27%。进一步的亚组分析显示，无论肿瘤组织学类型为腺癌或鳞癌，无论PD-L1表达水平（≥ 1%或 < 1%），纳武利尤单抗较多西他赛均能够延长患者总生存时间。同时，在安全性方面，纳武利尤单抗组和多西他赛组TRAE发生

率为 65% 和 84%，纳武利尤单抗治疗组 3~4 级 TRAE 的发生率低于多西他赛组，分别为 12% 和 47%。

e. 基于Ⅲ期 KEYNOTE-010 研究[19]，FDA 批准帕博利珠单抗作为 PD-L1 表达水平 ≥ 1% 且 *EGFR* 突变和 *ALK* 重排检测阴性或未知的Ⅳ期 NSCLC 二线治疗，由于 NMPA 尚未批准该适应证，故本指南将其作为本指南Ⅱ级推荐。在 KEYNOTE-010 研究中[19]，帕博利珠单抗组与多西他赛组相比，OS 分别为 10.4 个月 vs. 8.5 个月（HR：0.71；95%CI：0.58~0.88；P = 0.000 8）。其中，对于 PD-L1 TPS ≥ 50% 的患者，帕博利珠单抗组的 OS 获益更加明显，分别为 14.9 个月 vs. 8.2 个月（HR：0.54；95% CI：0.38~0.77；P = 0.000 2）。同时在安全性方面，帕博利珠单抗组与多西他赛组相比，3 级以上治疗相关 AE 发生率更低（13% vs. 35%）。

f. 基于Ⅲ期 OAK 研究[20]，FDA 已批准阿替利珠单抗作为 *EGFR* 突变和 *ALK* 重排检测阴性或未知的Ⅳ期 NSCLC 的二线治疗，并且不需检测 PD-L1 的表达水平。阿替利珠单抗国内已上市，但由于 NMPA 尚未批准该适应证，故将其作为本指南Ⅱ级推荐。在 OAK 研究中[20]，接受阿替利珠单抗治疗的非鳞状 NSCLC 患者与接受多西他赛治疗组相比，中位 OS 分别为 15.6 个月 vs. 11.2 个月（HR：0.73；95% CI：0.6~0.89；P = 0.001 5）。但在鳞癌患者中，阿替利珠单抗组 OS 获益不明显，中位 OS 分别为 8.9 个月 vs. 7.7 个月（HR：0.73；95%CI：0.54~0.98；P = 0.038）。在安全性方面，阿替利珠单抗组与多西他赛组相比，3 级以上治疗相关 AE 发生率较低（15% vs. 43%）。

g. 基于Ⅲ期 PACIFIC 研究，FDA 已批准度伐利尤单抗作为不可切除的Ⅲ期 NSCLC 同步放化疗后未进展的患者的巩固疗法。NMPA 已批准该适应证，故将其作为本指南Ⅰ级推荐。在 PACIFIC 研究中[23]，度伐利尤单抗组与安慰剂组相比，ORR 分别为 28.4% vs. 16.0%（$P < 0.001$），中位 PFS 分别为 16.8 个月 vs. 5.6 个月（HR：0.52；95% CI：0.42~0.65；$P < 0.001$），且中位 DoR 更长（在 18 个月时持续缓解的比例分别为 72.8% 和 46.8%）。同时，度伐利尤单抗组的中位至死亡或远处转移时间明显延长（23.2 个月 vs. 14.6 个月；$P < 0.001$）。两组患者的 3~4 级 AE 发生率相似（度伐利尤单抗组 29.9%；安慰剂组 26.1%），肺炎是最常见的 3~4 级 AE（度伐利尤单抗组 4.4% vs. 安慰剂组 3.8%）。2018 年更新的OS 数据显示[23]，度伐利尤单抗组与安慰剂组相比，中位至死亡或远处转移时间分别为 28.3 个月 vs. 16.2 个月（HR：0.53；95% CI：0.41~0.68），2 年 OS 率分别为 66.3% vs. 55.6%（$P = 0.005$）。

h. NSCLC 辅助治疗的Ⅲ期研究正在进行，包括 ANVIL、IMpower010、PEARLS、KEYNOTE-671 和 IFCT-1401 等。ANVIL 研究是一项随机、国际多中心的Ⅲ期临床试验，纳入ⅠB~ⅢA 期 NSCLC 术后标准辅助放、化疗后未进展的患者，评估纳武利尤单抗 240mg q2w 的有效性，主要研究终点 DFS 及总体 OS。同样，PEARLS 及 IMpower010 研究分别是探讨帕博利珠单抗和阿替利珠单抗在早期可切除肺癌术后辅助治疗疗效的两项Ⅲ期临床研究。KEYNOTE-671 研究纳入ⅡB或ⅢA期未经治疗的NSCLC患者，评估术前使用帕博利珠单抗联合铂类化疗以及术后单独使用帕博利珠单抗的安全性和有效性。IFCT-1401是一项探究完全切除的NSCLC患者使用度伐利尤单抗作为辅助治疗的随机、双盲、安慰剂对照、前瞻性的Ⅲ期临床研究。目前，以上研究均在进行中，结果值得期待。

i. NSCLC的新辅助免疫治疗Ⅲ期研究如前所述，正在进行中。2019年ASCO报道了一项PD-1抑制剂信迪利单抗作为新辅助治疗在可切除的肺鳞癌患者中疗效和安全性的研究[28]。截至2019年1月28日，共入组22例患者，3例患者达到影像学评估的PR，ORR为13.6%，10例（45.5%）患者达到了MPR，其中4例（18.2%）达到pCR。总体而言，目前看到了新辅助免疫治疗的曙光，是否能成为标准治疗，仍需更多Ⅲ期随机对照试验数据支持。

## 参考文献

[1] SKOULIDIS F, GOLDBERG ME, GREENAWALT DM, et al. STK11/LKB1 mutations and PD-1 inhibitor resistance in KRAS-Mutant lung adenocarcinoma. Cancer Discov, 2018, 8: 822-835.

[2] KOYAMA S, AKBAY EA, LI YY, et al. STK11/LKB1 deficiency promotes neutrophil recruitment and proinflammatory cytokine production to suppress t-cell activity in the lung tumor microenviron-

ment. Cancer Res, 2016, 76: 999-1008.

[3] SKOULIDIS F, BYERS LA, DIAO L, et al. Co-occurring genomic alterations define major subsets of KRAS-mutant lung adenocarcinoma with distinct biology, immune profiles, and therapeutic vulnerabilities. Cancer Discov, 2015, 5: 860-877.

[4] MAZIERES J, DRILON A, LUSQUE A, et al. Immune checkpoint inhibitors for patients with advanced lung cancer and oncogenic driver alterations: results from the IMMUNOTARGET registry. Ann Oncol, 2019, 30: 1321-1328.

[5] RECK M, RODRIGUEZ-ABREU D, ROBINSON AG, et al. Pembrolizumab versus chemotherapy for PD-L1-positive non-small-cell lung cancer. N Engl J Med, 2016, 375: 1823-1833.

[6] RECK M, RODRIGUEZ-ABREU D, ROBINSON AG, et al. Updated Analysis of KEY-NOTE-024: Pembrolizumab versus platinum-based chemotherapy for advanced non-small-cell lung cancer with PD-L1 tumor proportion score of 50% or greater. J Clin Oncol, 2019, 37: 537-546.

[7] MOK TSK, WU YL, KUDABA I, et al. Pembrolizumab versus chemotherapy for previously untreated, PD-L1-expressing, locally advanced or metastatic non-small-cell lung cancer (KEYNOTE-042): a randomised, open-label, controlled, phase 3 trial. Lancet, 2019, 393: 1819-1830.

[8] GANDHI L, RODRIGUEZ-ABREU D, GADGEEL S, et al. Pembrolizumab plus chemotherapy in

metastatic non-small-cell lung cancer. N Engl J Med, 2018, 378: 2078-2092.

[9] SHIRISH M. GADGEEL, MARINA CHIARA GARASSINO, EMILIO ESTEBAN, et al. KEY-NOTE-189: Updated OS and progression after the next line of therapy (PFS2) with pembroli-zumab (pembro) plus chemo with pemetrexed and platinum vs placebo plus chemo for metastatic non-squamous NSCLC. J Clin Oncol, 37, 2019 (suppl, abstr 9013) 2019.

[10] NONG XU, KEJING YING, ZIPING WANG, et al. Phase I b study of sintilimab in combination with chemotherapy for 1L advanced or metastatic non-small cell lung cancer (NSCLC) . J Clin Oncol, 37, 2019 (suppl, abstr e20546) 2019.

[11] SOCINSKI MA, JOTTE RM, CAPPUZZO F, et al. Atezolizumab for first-line treatment of meta-static nonsquamous NSCLC. N Engl J Med, 2018, 378: 2288-2301.

[12] RECK M, MOK TSK, NISHIO M, et al. Atezolizumab plus bevacizumab and chemotherapy in non-small-cell lung cancer (IMpower150): key subgroup analyses of patients with EGFR mutations or baseline liver metastases in a randomised, open-label phase 3 trial. Lancet Respir Med, 2019, 7: 387-401.

[13] WEST H, MCCLEOD M, HUSSEIN M, et al. Atezolizumab in combination with carboplatin plus nab-paclitaxel chemotherapy compared with chemotherapy alone as first-line treatment for meta-static non-squamous non-small-cell lung cancer (IMpower130): a multicentre, randomised, open-label, phase 3 trial. Lancet Oncol, 2019, 20: 924-937.

非小细胞肺癌

［14］ PAPADIMITRAKOPOULOU V, COBO M, BORDONI R, et al. PFS and safety results with 1L atezolizumab + carboplatin/cisplatin + pemetrexed in stage IV non-squamous NSCLC. 2019 WCLC (OA05. 07) 2019.

［15］ ZHOU C, CHEN G, HUANG Y, et al. A randomized phase 3 study of camrelizumab plus chemotherapy as 1st line therapy for advanced/metastatic non-squamous non-small cell lung cancer. 2019 WCLC, Oral presentation. Abstract OA 04. 03.

［16］ HELLMANN MD, PAZ-ARES L, BERNABE CARO R, et al. Nivolumab plus ipilimumab in advanced non-small-cell lung cancer. N Engl J Med, 2019, 381: 2020-2031.

［17］ WU YL, LU S, CHENG Y, et al. Nivolumab versus docetaxel in a predominantly chinese patient population with previously treated advanced NSCLC: CheckMate 078 Randomized Phase III Clinical Trial. J Thorac Oncol, 2019, 14: 867-875.

［18］ WANG J, LU S, ZHOU C, et al. 2-Year follow-up from CheckMate 078: nivolumab versus docetaxel in a predominantly Chinese patient population with previously treated advanced non-small cell lung cancer (NSCLC) . 2019 CSCO, Oral presentation, Abstract 5225.

［19］ HERBST RS, BAAS P, KIM DW, et al. Pembrolizumab versus docetaxel for previously treated, PD-L1-positive, advanced non-small-cell lung cancer (KEYNOTE-010): a randomised controlled trial. Lancet, 2016, 387: 1540-1550.

［20］ RITTMEYER A, BARLESI F, WATERKAMP D, et al. Atezolizumab versus docetaxel in patients with previously treated non-small-cell lung cancer (OAK): a phase 3, open-label, multicentre randomised controlled trial. Lance, 2017, 389: 255-265.

[21] ZHOU C, GAO G, WANG Y, et al. Efficacy of PD-1 monoclonal antibody SHR-1210 plus apatinib in patients with advanced nonsquamous NSCLC with wild - type EGFR and ALK. J Clin Oncol, 37, 2019 (suppl, abstr 9112).

[22] WU Y, HUANG C, FAN Y, et al. A phase Ⅱ umbrella study of camrelizumab in different PD-L1 expression cohorts in pre-treated advanced/metastatic non-small cell lung cancer. 2019 WCLC, Oral presentation, Abstract JCSE01. 09.

[23] ANTONIA SJ, VILLEGAS A, DANIEL D, et al. Overall survival with durvalumab after chemoradiotherapy in stage Ⅲ NSCLC. N Engl J Med, 2018, 379: 2342-2350.

[24] FORDE PM, CHAFT JE, SMITH KN, et al. Neoadjuvant PD-1 blockade in resectable lung cancer. N Engl J Med, 2018, 378: 1976-1986.

[25] PROVENCIO M, NADAL E, INSA A, et al. Phase Ⅱ study of neo-adjuvant chemo/immunotherapy for resectable stages Ⅲ A non-small cell lung cancer-NADIM study-slcg. WCLC (OA0105) 2019.

[26] CASCONE T, WILLIAM WN, WEISSFERDT A, et al. Neoadjuvant nivolumab (N) or nivolumab plus ipilimumab (NI) for resectable non-small cell lung cancer (NSCLC): Clinical and correlative results from the NEOSTAR study. J Clin Oncol, 2019, 7 (suppl, abstr 8504).

非
小
细
胞
肺
癌

［27］ KWIATKOWSKI DJ, RUSCH VW, CHAFT JE, et al. Neoadjuvant atezolizumab in resectable non-small cell lung cancer (NSCLC): Interim analysis and biomarker data from a multicenter study (LCMC3). J Clin Oncol, 2019, 37 (suppl, abstr 8503).

［28］ LI N, YING J, TAO X, et al. Efficacy and safety of neoadjuvant PD-1 blockade with sintilimab in resectable squamous non-small cell lung cancer (sqNSCLC). J Clin Oncol, 2019, 37 (suppl, abstr 8531).

［29］ LISBERG A, CUMMINGS A, GOLDMAN JW, et al. A phase II study of pembrolizumab in EGFR-Mutant, PD-L1+, tyrosine kinase inhibitor naive patients with advanced NSCLC. J Thorac Oncol, 2018, 13: 1138-1145.

［30］ AHN MJ, YANG J, YU H, et al. Osimertinib combined with durvalumab in EGFR-mutant non-small cell lung cancer: Results from the TATTON phase I b trial. J Thorac Oncol, 2016, 11 (suppl, abstr 136O).

［31］ GIBBONS DL, CHOW LQ, KIM DW, et al. Efficacy, safety and tolerability of MEDI4736 (dur-valumab [D]), a human IgG1 anti-programmed cell death-ligand-1 (PD-L1) antibody, combined with gefitinib (G): A phase I expansion in TKI-naive patients (pts) with EGFR mutant NSCLC. J Thorac Oncol, 2016, 11 (suppl, abstr 57O).

［32］ LEE CK, MAN J, LORD S, et al. Checkpoint inhibitors in metastatic egfr-mutated non-small cell lung cancer-a meta-analysis. J Thorac Oncol, 2017, 12: 403-407.

非小细胞肺癌

[33] GARASSINO MC, CHO BC, KIM JH, et al. Durvalumab as third-line or later treatment for advanced non-small-cell lung cancer (ATLANTIC): an open-label, single-arm, phase 2 study. Lancet Oncol, 2018, 19 (4): 521-536.

[34] PAZ-ARES L, LUFT A, VICENTE D, et al. Pembrolizumab plus chemotherapy for squamous non-small-cell lung cancer. N Engl J Med, 2018, 379: 2040-2051.

非
小
细
胞
肺
癌

# 四、广泛期小细胞肺癌

| 治疗线数 | I 级推荐 | II 级推荐 | III 级推荐 |
|---|---|---|---|
| 一线治疗 | 阿替利珠单抗 + 依托泊苷 / 卡铂（1A 类证据）[a] | 度伐利尤单抗 + 依托泊苷 / 卡铂（1A 类证据）[b] | |
| 二线或三线以后治疗 | | | 纳武利尤单抗（3 级证据）[c] 帕博利珠单抗（3 级证据）[d] |

【注释】

a. 基于 III 期临床研究——IMpower133 研究及 NMPA 对该适应证的批准，将阿替利珠单抗 / 依托泊苷 / 卡铂用于广泛期小细胞肺癌（small cell lung cancer，SCLC）的一线治疗作为本指南 I 级推荐[1]。研究结果显示[1]，阿替利珠单抗组的中位 OS 比单纯化疗组延长 2 个月（12.3 个月 vs. 10.3 个月；HR：0.70；95%CI：0.54~0.91；$P = 0.006\,9$）。在 1 年 OS 率方面，阿替利珠单抗组 51.7%，化疗组 38.2%。在中位 PFS 方面，阿替利珠单抗组较化疗组延长了 0.9 个月（5.2 个月 vs. 4.3 个月；HR：0.77；95% CI：0.62~0.96；$P = 0.017$）；12 个月 PFS 率（12.6% vs. 5.4%）更是提高了 1 倍以上。但两组患者的 ORR（60.2% vs. 64.4%）和中位 DoR（4.2 个月 vs. 3.9 个月）无显著差异。安全性方面，两组治疗相关 AE 发生率类似（阿替利珠单抗组 94.9%，化疗组 92.3%）。

b. 基于Ⅲ期临床研究——CASPIAN 研究[2]，将度伐利尤单抗 / 依托泊苷 / 卡铂用于广泛期 SCLC 的一线治疗作为本指南Ⅱ级推荐。研究结果显示，相较于单纯化疗组的 OS（10.3 个月），度伐利尤单抗联合化疗组的 OS 达到了 13.0 个月（HR：0.73，$P = 0.004\ 7$）。单纯化疗组的 12 个月 OS 率为 39.8%，而度伐利尤单抗联合化疗组为 53.7%。单纯化疗组的 ORR 为 57.6%，度伐利尤单抗联合化疗组为 67.9%。另外，接受度伐利尤单抗联合化疗组和单纯化疗组 18 个月的两组患者存活的比例分别 33.9% 和 24.7%，度伐利尤单抗联合化疗方案的安全性和耐受性与药物已知的安全性特征一致。

c. 基于Ⅰ/Ⅱ期 CheckMate 032 研究中 SCLC 队列的总体 ORR 和 DoR 的研究数据，FDA 批准纳武利尤单抗用于治疗既往接受过含铂方案化疗以及至少一种其他方案化疗后疾病进展的转移性 SCLC。研究结果显示[3]，109 例 SCLC 患者在接受纳武利尤单抗治疗后，有 13 名患者疾病得到缓解，总体 ORR 为 12%，获益独立于 PD-L1 表达。其中，12 人 PR，1 人 CR，疗效持续的中位时间 DoR 为 17.9 个月（95% CI：7.9~42.1）。

d. 基于 KEYNOTE-158[4] 及 KEYNOTE 028 研究[5]，FDA 于 2019 年 6 月批准帕博利珠单抗用于治疗 ≥ 2 线的晚期 SCLC。在 KEYNOTE-158 研究中[4]，帕博利珠单抗治疗 ORR 为

18.7%，12 个月的 PFS 和 OS 分别为 16.8% 和 40.2%。其中，39% 患者 PD-L1 阳性（≥ 1%），这部分患者应用帕博利珠单抗有更高的 ORR（35.7% vs. 6%）和更持久的应答，1 年 PFS 和 OS 分别为 28.5% 和 63.1%。该研究证实了帕博利珠单抗在 PD-L1 阳性患者中的疗效。但总体而言，不论纳武利尤单抗，还是帕博利珠单抗，帕博利珠单抗治疗二线 SCLC 的疗效仍有待提高。

## 参考文献

［1］HORN L, MANSFIELD AS, SZCZESNA A, et al. First-line atezolizumab plus chemotherapy in extensive-stage small-cell lung cancer. N Engl J Med, 2018, 379: 2220-2229.

［2］PAZ-ARES L, DVORKIN M, CHEN Y, et al. Durvalumab plus platinum–etoposide versus platinum-etoposide in first-line treatment of extensive-stage small-cell lung cancer (CASPIAN): a randomised, controlled, open-label, phase 3 trial. Lancet, 2019, 394 (10212): 1929-1939.

［3］READY N, FARAGO AF, DE BRAUD F, et al. Third-line nivolumab monotherapy in recurrent SCLC: CheckMate 032. J Thorac Oncol, 2019, 14: 237-244.

［4］HYUN CHUNG, JOSE MARTIN, STEVEN KAO, et al. Phase Ⅱ KEYNOTE 158: Pembrolizumab in advanced small-cell lung cancer J Clin Oncol, 2018 (suppl; abstr 8506) .

[5] OTT PA, ELEZ E, HIRET S, et al. Pembrolizumab in patients with extensive-stage small-cell lung cancer: Results From the Phase Ⅰb KEYNOTE-028 Study. J Clin Oncol, 2017, 35: 3823-3829.

广泛期小细胞肺癌

# 五、乳腺癌

| 治疗线数 | I 级推荐 | II 级推荐 | III 级推荐 |
|---|---|---|---|
| 一线治疗 | | | PS 0~1 分、PD-L1 阳性的晚期三阴性乳腺癌 [a]：阿替利珠单抗 + 白蛋白紫杉醇（2A 类证据）[b] |
| 二线治疗或三线以后治疗 [c, d, e] | | | |
| 新辅助治疗、辅助治疗 | | | PS 0~1 分的三阴性乳腺癌，手术前 4 个周期紫杉醇 + 卡铂 + 帕博利珠单抗序贯 4 个周期多柔比星 / 表柔比星 + 环磷酰胺 + 帕博利珠单抗新辅助治疗，手术后 9 个周期帕博利珠单抗辅助治疗（2A 类证据）[f] |

【注释】

a. 三阴性乳腺癌（triple negative breast cancer，TNBC）主要是指雌激素受体、孕激素受体表达阴性，缺乏人表皮生长因子受体 2（epidermal growth factor receptor-2，HER-2）过表达或基因扩增的乳腺癌，占全部乳腺癌的 15%~20%。TNBC 组织学分级高，侵袭力强，进展快，易远处转移，不能从内分泌治疗及抗 HER-2 单克隆抗体治疗中获益，因此晚期 TNBC 预后差，中位 OS 只有 8~13 个月[1]。研究表明，与非 TNBC 相比，TNBC 的组织标本中肿瘤浸润淋巴细胞（tumor infiltrating lymphocytes，TILs）[2] 和 PD-L1 蛋白、mRNA[3] 均高表达，且 PD-L1 表达与 TILs 存在相关性，因此，TNBC 可能是免疫检查点抑制剂治疗的潜在受益人群。

b. Ⅲ期 IMpassion 130 研究显示，对于转移性 TNBC 初治患者，阿替利珠单抗联合白蛋白紫杉醇组中位 PFS 为 7.2 个月，对照组 5.5 个月（HR：0.80，95% CI：0.69~0.92；P = 0.002）。阿替利珠单抗 + 白蛋白紫杉醇组中位 OS 为 21.3 个月，对照组为 17.6 个月（HR：0.84；95% CI：0.69~1.02；P = 0.08）；PD-L1 阳性患者阿替利珠单抗 + 白蛋白紫杉醇组中位 PFS 为 7.5 个月，对照组为 5.0 个月（HR：0.62；95% CI：0.49~0.78，P < 0.001）。PD-L1 阳性患者阿替利珠单抗 + 白蛋白紫杉醇组中位 OS 为 25.0 个月，对照组为 15.5 个月（HR：0.62；95% CI：0.45~0.86）。基于此研究，2019 年 NCCN 乳腺癌指南第一版以 2A 类证据推荐应用于转移性 TNBC，该适应证已经得到 FDA 批准，但尚未获得 NMPA 批准，因此本指南将其作为Ⅲ级推荐[4]，其中

乳腺癌

PD-L1 阳性定义为 PD-L1 ≥ 1%（SP142）。

c. 2019 年欧洲肿瘤内科肿瘤学会（European Society for Medical Oncology，ESMO）年会报道的 II 期 KATE2 研究显示，既往接受紫杉醇和曲妥珠单抗治疗失败的 HER-2+ 晚期乳腺癌患，实验组给予 T-DM1+ 阿替利珠单抗，对照组给予 T-DM1+ 安慰剂，结果显示，实验组中位 PFS 为 8.2 个月，对照组的中位 PFS 为 6.8 个月，两组无统计学差异。但是在 PD-L1 阳性亚组分析中，T-DM1+ 阿替利珠单抗组的中位 PFS 为 8.6 个月，对照组中位 PFS 为 4.1 个月，联合治疗显着延长患者 PFS；实验组的 1 年 OS 率为 94.3%，对照组的 1 年 OS 率为 87.9%[5]。

d. 在 II 期 TONIC 研究中，67 例转移性 TNBC 患者被分为 5 组：①纳武利尤单抗治疗；②放射（3×8Gy）诱导治疗后，纳武利尤单抗治疗；③环磷酰胺口服 50mg qd，连续 2 周，诱导治疗后，纳武利尤单抗治疗；④顺铂 40mg/m$^2$，1 次 / 周，连续 2 周，诱导治疗后，纳武利尤单抗治疗；⑤多西他赛 15mg，1 次 / 周，连续 2 周，诱导治疗后，纳武利尤单抗治疗。所有患者 ORR 为 20%，顺铂诱导组 23%，多西他赛诱导组 35%[6]。

e. 在 2018 年 ASCO 报道 II 期 TOPACIO/KEYNOTE-162 研究中[7]，PARP 抑制剂尼拉帕利联合帕博利珠单抗治疗最多接受过二线治疗的晚期或转移性 TNBC 患者（不包括辅助或新辅助治疗），ORR 为 29%，DCR 为 49%，其中 CR3 例（7%），PR10 例（22%），稳定 9 例（20%），疾病进展 23 例（51%），PD-L1 ≥ 1% 患者 ORR 为 33%，PD-L1 阴性为 15%，≥ 3 级治疗相关 AE 为 50%。

f. 在 2019 年 ESMO 报道 Ⅲ 期 KEYNOTE-522 研究中[8]，1 174 例 TNBC 患者按 2∶1 比例入组，实验组手术前给予 4 个周期紫杉醇 + 卡铂 + 帕博利珠单抗序贯 4 个周期多柔比星 / 表柔比星 + 环磷酰胺 + 帕博利珠单抗新辅助治疗，手术后给予 9 个周期帕博利珠单抗辅助治疗，对照组手术前给予 4 个周期紫杉醇 + 卡铂 + 安慰剂序贯 4 个周期多柔比星 / 表柔比星 + 环磷酰胺 + 安慰剂，手术后给予 9 个周期安慰剂辅助治疗，主要终点是 pCR 和无事件生存（event-free survival，EFS）。分析帕博利珠单抗联合化疗组 pCR 率为 64.8%，对照组为 51.2%（$P = 0.000\ 55$），其中 PD-L1 阳性患者 pCR 率提高 14.0%（68.9% vs. 54.9%），PD-L1 阴性患者 pCR 率提高 18.3%（45.3% vs. 30.3%）。IA2 分析 18 个月 EFS 实验组为 91.3%，对照组为 85.3%，3~5 级 AE 发生率实验组为 76.8%，对照组为 72.2%。

## 参考文献

［1］LOI S, SIRTAINE N, PIETTE F, et al. Prognostic and predictive value of tumor-infiltrating lympho-cytes in a phase Ⅲ randomized adjuvant breast cancer trial in node-positive breast cancer comparing the addition of docetaxel to doxorubicin with doxorubicin-based chemotherapy: BIG 02-98. J Clin Oncol, 2013, 31 (7): 860-867.

乳腺癌

［2］ SABATIER R, FINETTI P, CERVERA N, et al. A gene expression signature identifies two prognostic subgroups of basal breast cancer. Breast Cancer Res Treat, 2011, 126 (2): 407-420.

［3］ ALI HR, GLONT SE, BLOWS FM, et al. PD-L1 protein expression in breast cancer is rare, enriched in basal-like tumours and associated with infiltrating lymphocytes. Ann Oncol, 2015, 26 (7): 1488-1493.

［4］ SCHMID P, ADAMS S, RUGO HS, et al. Atezolizumab and nab-paclitaxel in advanced triple-negative breast cancer. N Engl J Med, 2018, 379 (22): 2108-2121.

［5］ LEISHA AE, FRANCISCO E, MARK B, et al. Overall Survival in KATE2: A phase 2 study of PD-L1 inhibitor atezolizumab + trastuzumab emtansine (T-DM1) vs placebo + T-DM1 in previously treated HER2-positive advanced breast cancer. ESMO 2019.

［6］ VOORWERK L, SLAGTER M, HORLINGS HM, et al. Immune induction strategies in metastatic triple-negative breast cancer to enhance the sensitivity to PD-1 blockade: the TONIC trial. Nat Med, 2019, 25 (6): 920-928.

［7］ KONSTANTINOPOULOS PA, WAGGONER SE, VIDAL GA, et al. TOPACIO/Key-note-162 (NCT02657889): A phase 1/2 study of niraparib + pembrolizumab in patients (pts) with advanced triple-negative breast cancer or recurrent ovarian cancer (ROC) -Results from ROC cohort. J Clin Oncol, 36, 15_suppl: 106.

乳
腺
癌

[8] PETER S, JAVIER C, REBECCA D, et al. KEYNOTE-522: Phase 3 study of pembroli-
zumab + chemotherapy versus placebo + chemotherapy as neoadjuvant treatment followed
by pembrolizumab versus placebo as adjuvant treatment for early triple-negative breast can-
cer (TNBC) . ESMO 2019.

# 六、晚期胃癌

| 治疗线数 | I 级推荐 | II 级推荐 | III 级推荐 |
|---|---|---|---|
| 一线治疗 [a] | | 帕博利珠单抗（2A 类证据，MSI-H） | 帕博利珠单抗（1B 类证据，HER-2 阴性 PD-L1 CPS ≥ 1） |
| 二线治疗 [b] | | | |
| 三线或后线治疗 [e] | | 纳武利尤单抗 [c]（1B 类证据） | 帕博利珠单抗 [d]（3 类证据，PD-L1 CPS ≥ 1） |

## 【注释】

a. III 期 KEYNOTE-062 研究[1] 表明，帕博利珠单抗或化疗能够给 PD-L1 CPS ≥ 1 胃癌或胃食管交界处癌患者带来 OS 获益，帕博利珠单抗对比化疗显示非劣效，达到研究终点；但帕博利珠单抗联合化疗对比化疗，PD-L1 CPS ≥ 1 或 CPS ≥ 10 患者 PFS 和 OS 并无显著性差异，未达到临床研究终点，因此，不推荐在晚期胃癌的一线治疗中采用帕博利珠单抗联合化疗。在 PD-L1 CPS ≥ 1 的患者中，帕博利珠单抗组对比化疗组的中位 OS 分别为 10.6 个月 vs. 11.1 个月（HR：0.91；95% CI：0.69~1.18；$P = 0.162$），研究达到既定的非劣效性条件（HR：1.2）。亚组分析显示，各个亚组中，帕博利珠单抗组均非劣效于化疗组，达成了该研究的主要终点，但由于其为非劣性终点，结合我国基本国策和经济水平，在我国临床应用过程中尚须充分考虑药物经济学等因素，同时现有研究对胃癌应用免疫检查点抑制剂后的超进展机制、高危人群等尚缺乏充分数据，故本指南仅将其列为Ⅲ级推荐。进一步分析 PD-L1 CPS ≥ 10 的患者中，帕博利珠单抗组显著优于化疗组，HR：0.69（0.49~0.97），但由于该组人群并非为研究预设主要研究终点，尽管显示优效性，尚不能单独进行推荐。在 2019 年 ESMO 对 KEYNOTE-062 研究中错配修复基因表达缺失 / 高度微卫星不稳定（deficient mismatch repair/microsatellite instability-high，dMMR/MSI-H）的患者回顾性分析[2]中发现，MSI-H 的胃癌化疗疗效差，帕博利珠单抗和帕博利珠单抗联合化疗有相似的 ORR（36.8%；57.1%；64.7%）和 OS［8.5（5.3~20.8）；NR（10.7~NR）；NR（3.6~NR）］。基于帕博利珠单抗在不限瘤种、有 dMMR/MSI-H 实体瘤中的适应证以及在该研究中的回顾性数据，本指南推荐 MSI-H 的胃癌一线使用帕博利珠单抗，2A 类证据，Ⅱ级推荐。国内还有多个 PD-1 单抗联合化疗对比化疗的多中心临床研究正在进行中。

b. KEYNOTE-061 研究[3]结果显示帕博利珠单抗与紫杉醇化疗相比，帕博利珠单抗二线治疗未显著改善 PD-L1 CPS ≥ 1 患者的 OS。该研究纳入 395 例 PD-L1 表达 CPS ≥ 1 的患者，随机分为帕博利珠单抗组（n = 196）和化疗组（n = 199）。帕博利珠单抗组较化疗组提高了不足 1 个月的 OS（9.1 个月 vs. 8.3 个月，HR：0.82；P = 0.042），其中帕博利珠单抗组和化疗组的 12 个月 OS 率为 39.8% 和 27.1%，18 个月为 25.7% 和 14.8%。两组治疗之间的 PFS 和 ORR 无显著差异。

c. 基于 ATTRACTION-02 研究[4]，日本等批准了纳武利尤单抗三线治疗复发或转移性胃或胃食管结合部腺癌。在该研究中，共计入组了 493 例患者，纳武利尤单抗与安慰剂相比，患者死亡风险显著降低 37%，两组 1 年 OS 率分别为 26.2% 和 10.9%。纳武利尤单抗组与安慰剂组患者的中位 OS 时间分别为 5.26 个月和 4.14 个月；第 24 个月时 OS 率为 10.6% 和 3.2%。纳武利尤单抗组患者的 OS 显著优于安慰剂组治疗的患者，HR：0.62（95% CI：0.51~0.76；$P < 0.0001$）。由于 NMPA 尚未批准该适应证，故本指南将其作为 Ⅱ 级推荐。

d. 基于 KEYNOTE-059 队列 1 研究[5]，FDA 批准帕博利珠单抗三线治疗 PD-L1 表达 ≥ 1% 的复发或转移性胃或胃食管结合部腺癌。在 KEYNOTE-059 研究中，入组了 259 例患者，ORR 为 11.6%（95% CI：8.0~16.1），中位 DoR 是 8.4 个月（范围：1.6+~17.3+）；在 PD-L1 阳性的患者中，ORR 为 15.5%（95% CI：10.1~22.4），中位 DoR 为 16.3 个月（范围：1.6+~17.3+）。由于 NMPA 尚未批准该适应证，且该研究为单臂开放 Ⅱ 期研究，入组患者多为欧美人群，故本指南将其作为 Ⅲ 级推荐。

e. 免疫靶向疗效相关标记物指导胃癌患者优势人群选择尚存争议。一项临床研究纳入包含胃癌在内的 11 种常规治疗失败的 dMMR/MSI-H 恶性肿瘤，接受帕博利珠单抗治疗，ORR 为 53%，CR 率为 21%，因此公认 MSI-H/dMMR 胃癌患者为接受免疫治疗的获益人群[6]。另外，初步显示 EBV 阳性，PD-L1 CPS、肿瘤突变负荷（tumor mutation burden，TMB）可能与免疫治疗获益相关[7, 8]。Kim 等发表一项前瞻 Ⅱ 期单臂临床研究结果[7]旨在探索对免疫治疗敏感的晚期胃癌患者的分子特征。纳入 61 名至少一线化疗后进展的转移或复发的胃或胃食管交界处腺癌患者，予帕博利珠单抗治疗。结果显示，7 名 MSI-H 患者和 6 名 EBV 阳性患者 ORR 分别为

87.5% 和 100%，EBV 阳性胃癌患者可能也是对免疫治疗高度敏感的人群。但 PD-L1 表达 CPS 评分的疗效相关界值在胃癌的临床研究中尚未获得明确、统一的结论。在卡瑞利珠单抗治疗 30 例胃食管结合部和胃癌的 Ⅰ 期临床研究中[9]，有效率 23.3%；TMB 高者有效率更高，基线乳酸脱氢酶高者预后更差。在特瑞普利单抗用于标准治疗失败的晚期胃癌队列中[10]，共入组 58 例患者，有效率 12.1%；高 TMB 患者的有效率（33.3% vs. 7.1%）及 OS 时间（14.6 个月 vs. 4.0 个月）均明显优于低 TMB 患者。免疫治疗在胃癌中总体有效率欠佳，故仍需进一步探索获益人群。

## 参考文献

[1] TABERNERO J, CUTSEM EV, BANG YJ, et al. Pembrolizumab with or without chemotherapy versus chemotherapy for advanced gastric or gastroesophageal junction (G/GEJ) adenocarcinoma: The phase 3 KEYNOTE-062 study. 2019 ASCO. Abstract LBA4007.

[2] SHITARA K, CUTSEM EV, BANG YJ, et al. Pembrolizumab with or without chemotherapy vs chemotherapy in patients with advanced G/GEJ cancer (GC) including outcomes according to Microsatellite Instability-High (MSI-H) status in KEYNOTE-062. 2019 ESMO. Abstract 6259.

[3] SHITARA K, ZGÜROĞLU M, BANG YJ, et al. Pembolizumab versus paclitaxel for previously

treated, advanced gastric or gastro-oesophageal junction cancer (KEYNOTE-061): a randomised, open-label, controlled, phase 3 trial. Lancet, 2018, 392 (10142): 123-133.

[4] KANG YK, BOKU N, SATOH T, et al. Nivolumab in patients with advanced gastric or gastro-oesophageal junction cancer refractory to, or intolerant of, at least two previous chemotherapy regimens (ONO-4538-12, ATTRACTION-2): a randomised, double-blind, placebo-controlled, phase 3 trial. Lancet, 2017, 390 (10111): 2461-2471.

[5] FUCHS CS, DOI T, JANG RW, et al. Safety and efficacy of pembrolizumab monotherapy in patients with previously treated advanced gastric and gastroesophageal junction cancer: phase 2 clinical KEYNOTE-059 trial. JAMA Oncol, 2018, 4 (5): e180013.

[6] LE DT, DURHAM JN, SMITH KN, et al. Mismatch-repair deficiency predicts response of solid tumors to PD-1 blockade. Science, 2017, 357 (6349): 409-413.

[7] KIM ST, CRISTESCU R, BASS AJ, et al. Comprehensive molecular characterization of clinical responses to PD-1 inhibition in metastatic gastric cancer. Nat Med, 2018, 24 (9): 1449-1458.

[8] MISHIMA S, KAWAZOE A, NAKAMURA Y, et al. Clinicopathological and molecular features of responders to nivolumab for patients with advanced gastric cancer. J Immunother Cancer, 2019, 7 (1): 24.

[9] HUANG J, MO H, ZHANG W, et al. Promising efficacy of SHR-1210, a novel anti-programmed cell death 1 antibody, in patients with advanced gastric and gastroesophageal junction cancer in

China. Cancer, 2019, 125 (5): 742-749.

[10] WANG F, WEI XL, WANG FH, et al. Safety, efficacy and tumor mutational burden as a biomarker of overall survival benefit in chemo-refractory gastric cancer treated with toripalimab, a PD1 antibody in phase Ⅰb/Ⅱ clinical trial NCT02915432. Ann Oncol, 2019, 30: 1479-1486.

晚期胃癌

# 七、中晚期肝细胞癌

# 中晚期肝细胞癌（HCC）免疫治疗一线策略选择 [e, f]

| 分层 | I级推荐 | II级推荐 | III级推荐 |
|---|---|---|---|
| 肝功能 Child-Pugh A 级或较好的 B 级（≤ 7 分）；HBV DNA < 500IU/ml；ECOG PS 0~1 | 阿替利珠单抗联合贝伐珠单抗 [a]（1A 类证据） | | 仑伐替尼联合帕博利珠单抗或纳武利尤单抗 [b]（2B 类证据）；奥沙利铂为主的系统化疗联合卡瑞利珠单抗 [c]（2B 类证据）；阿帕替尼联合卡瑞利珠单抗 [d]（2B 类证据） |

## 【注释】

a IMbrave150 研究是一项随机对照、开放标签的国际多中心 III 期临床研究[1]，共纳入 501 例既往未接受过系统性治疗的不可切除的肝细胞癌（hepatocellular carcinoma，HCC）患者，按照 2∶1 的比例随机接受阿替利珠单抗和贝伐珠单抗联合治疗或索拉非尼治疗。试验组在每 21 天周期的第 1 天经静脉输注给予阿替利珠单抗 1 200mg 和贝伐珠单抗 15mg/kg；对照组口服予索拉非尼，400mg，bid。患者接受联合治疗或对照组治疗，直至出现不可接受的毒性或研究者确定无临床获益。该研究的共同主要终点为独立审查机构（IRF）根据 RECIST v1.1 评估的 OS 和 PFS。次要疗效终点包括根据 RECIST v1.1（研究者评估［INV］和 IRF）和 HCC mRECIST（IRF）分别评估的 ORR、至疾病进展的时间（time to progression，TTP）、DoR、患者报告结局和安全性。2019 年 ESMO-Asia 会议上 Ann-LII Cheng 报告了第一次中期分析结果，OS 和 PFS 均达到预设的统计学界值。阿替利珠单抗联合贝伐珠单抗组 mOS 尚未达到，索拉非尼组 mOS 为 13.2 个月（10.4，NE），联合组可使 OS 风险降低 42%（HR：0.58；95% CI：0.42~0.79；$P = 0.000\ 6$）；联合组的 mPFS 为 6.8 个月，索拉非尼组为 4.3 个月，疾病进展风险降低 41%（HR：0.59；95% CI：0.47~0.76；$P < 0.000\ 1$）。联合组 ORR（RECIST v1.1-IRF）达到 27%，其中 CR 18 例（6%），PR 71 例（22%）；索拉非尼组 ORR 为 12%，其中 CR 0 例（0%），PR 19 例（12%）。此外，联合疗法还能延缓患者报告生活质量发生恶化的时间（TTD：11.2 个月 vs. 3.6 个月；HR：0.63；95%CI：0.46~0.85）。在安全性结果方面，接受阿替利珠单抗与贝伐珠单

抗联合疗法的患者中，36% 发生 3~4 级与治疗相关性 AE，17% 发生治疗相关性严重 AE；索拉非尼组中 46% 发生 3~4 级与治疗相关性 AE，15% 发生与治疗相关性严重 AE。联合疗法普遍耐受性良好且毒性可管理，除阿替利珠单抗和贝伐珠单抗已知安全性事件外，没有发现新的安全性问题。在 2020 年初欧洲肝脏病学会（EASL）肝癌峰会上，进一步报告了中国患者的亚组数据[2]：共有 194 例患者（137 例来自 IMbrave150 全球研究，57 例来自中国扩展研究队列），其中联合组 133 例，索拉非尼组 61 例治疗；联合治疗组的 mOS 尚未达到，索拉非尼组 mOS 为 11.4 个月（HR：0.44）；mPFS 是 5.7 个月 vs. 3.2 个月（HR：0.60）。可以看到，对于预后相对更差的中国人晚期 HCC 患者，联合治疗同样能带来有临床意义的 OS 和 PFS 的改善。2020 年 2 月申办方已经向 NMPA 提出上市申请，并且列为优先审评审批。

b. 在仑伐替尼联合帕博利珠单抗的 ⅠB 期 KEYNOTE-524 研究中[3]，仑伐替尼口服 12mg/d 或 8mg/d（依据体重），联合帕博利珠单抗 200mg q3w。26 例患者，所有级别 AE 达 100%，3 级以上 AE 达 60%（其中高血压 16.7%、AST 升高 16.7%）。ORR 为 42.3%，其中确认的 ORR 为 26.9%，mTTR 1.41 个月，mPFS 为 9.69 个月。仑伐替尼 + 帕博利珠单抗 vs. 仑伐替尼 + 安慰剂作为晚期 HCC 患者一线治疗的安全性和疗效的Ⅲ期临床研究（LEAP-002，NCT03713593）目前正在进行中。2020 年 ASCO-GI 报告仑伐替尼联合纳武利尤单抗一线治疗不可切除的 uHCC 患者的 ⅠB 期研究（117 研究）：口服仑伐替尼（体重 ≥ 60kg：12mg/d；< 60kg：8mg/d），联合纳武利尤单抗 240mg q2w。主要终点：联合治疗的耐受性和安全性。次要终点：研究者评估的 ORR。分为两部分，Part 1：剂量限制性毒性（DLTs）评估；Part 2：入组的没有接受过系

中晚期肝细胞癌

统治疗的 HCC 患者。结果：截至 2019 年 6 月 28 日，共 30 例患者接受了仑伐替尼联合纳武利尤单抗治疗（Part 1：n = 6；Part 2：n = 24）。患者包括：BCLC 分期、为 B（n = 17）或 C（n = 13），Child-Pugh 评分 5 分（n = 23）或 6 分（n = 7）。安全性方面，Part 1 中没有患者报告 DLT。2 例（6.7%）患者因出现 TEAE 导致仑伐替尼停药，4 例（13.3%）患者出现 TEAE 导致纳武利尤单抗停药。30 例患者均发生了 TEAE，最常见的是手足异常感觉（56.7%）和发声困难（53.3%），但 AE 总体可控。有效性方面，研究者依据 mRECIST 标准评估，总的 ORR 为 76.7%，DCR 为 96.7%，CBR 为 83.3%；而 IRC 依据 RECIST1.1 标准评估，总的 ORR 为 54.2%，DCR 为 91.7%，CBR 为 62.5%。

c. 卡瑞丽珠单抗 +FOLFOX4/GEMOX 一线治疗晚期 HCC 或 BTC 是一项正在进行中的、单臂、中国多中心、Ⅱ期研究。2019 年 ASCO 年会上（2019 ASCO annual meeting Abs4074）秦叔逵教授公布了研究结果。在 34 例可评估的 HCC 患者中，确认的 ORR 为 26.5%；确认的 DCR 为 79.4%，mTTR 为 2.0 个月，6/9 例缓解者继续接受治疗，mDoR 未达到，mPFS 为 5.5 个月。85.3% 的 HCC 患者发生了 3 或 4 级 TRAE，5.9% 发生了 3 或 4 级 irAE（表现为脂肪酶增加）。卡瑞丽珠单抗联合 FOLFOX4 比较标准治疗（索拉非尼或 FOLFOX4）一线治疗晚期 HCC 的随机、开放标签、多中心Ⅲ期研究（NCT03605706）目前正在进行。

d. 2019 年 1 月，卡瑞利珠单抗联合阿帕替尼治疗晚期肝癌、胃癌和食管胃结合部癌的Ⅰ期临床研究结果在线发表[4]。研究对象为至少经过一线治疗失败的患者，研究分为剂量递增（ⅠA）和扩展（ⅠB）两个阶段。研究表明，ⅠA 阶段确定的阿帕替尼的 RP2D 为 250mg。在接受 RP2D

组合治疗的 16 例可评估 HCC 患者中，8 例获得 PR，包括阿帕替尼 125mg 组 1 例和 250mg 组 7 例。ORR 和 DCR 分别为 50.0%（95%CI：24.7%~75.4%）和 93.8%（95%CI：69.8%~99.8%）。中位缓解时间为 3.4 个月（范围：1.4~9.7 个月）。阿帕替尼 250mg 组的 ORR 为 53.8%（7/13），其中 6 例仍在继续治疗中，5 例缓解持续大于 49 周。在 7.8 个月的中位随访期间，HCC 患者的 mPFS 为 5.8 个月（95%CI：2.6~NE）。250mg 组的患者 6 个月 PFS 率为 51.3%（95%CI：21.4%~74.9%），9 个月 PFS 率为 41.0%（95%CI：13.8%~66.9%），中位 OS 未达到。TRAE 可控，患者耐受性良好，RCCEP 的发生率为 9.3%，无治疗相关死亡。目前卡瑞利珠单抗 + 阿帕替尼 vs. 索拉非尼一线治疗晚期 HCC 的随机、对照、国际多中心Ⅲ期临床研究（NCT03764293）正在进行中。

e. 卡博替尼联合阿替利珠单抗对比索拉非尼或卡博替尼的全球多中心、随机、开放的Ⅲ期研究（COSMIC-312 研究）以及度伐利尤单抗联合 tremelimumab 对比度伐利尤单抗或索拉非尼的Ⅲ期研究（HIMALAYA 研究）等，都正在紧锣密鼓的开展之中。

f. 迄今为止，晚期 HCC 的治疗效果有了明显的进步，但是仍然不尽如人意，应该鼓励患者积极参加新药临床试验。

# 中晚期 HCC 免疫治疗二线策略选择 [g]

| 分层 | Ⅰ级专家推荐 | Ⅱ级专家推荐 | Ⅲ级专家推荐 |
|---|---|---|---|
| 肝功能 Child-Pugh A 级或较好的 B 级（≤ 7 分）；HBV DNA< 500IU/ml；ECOG PS 0~1 | 纳武利尤单抗 [a]、帕博利珠单抗 [b]、卡瑞利珠单抗 [c] 等（2A 类证据） | 既往使用过索拉非尼者可考虑卡瑞利珠单抗联合 FOLFOX4（2A 类证据）[d]；既往使用过 FOLFOX4 方案者可考虑卡瑞利珠单抗联合阿帕替尼（2A 类证据）[e] | 纳武利尤单抗联合 ipilimumab（2A 类证据）[f] |

【注释】

a. CheckMate 040 研究是一项多中心、非比较性、开放标签、剂量递增及扩展研究[5]，纳入 262 例伴或未伴 HCV 或 HBV 感染的晚期 HCC 患者，剂量递增接受纳武利尤单抗 0.1~3.0mg/kg 治疗，q2w（ESC，n＝48），扩展期接受纳武利尤单抗 3mg/kg 治疗，q2w（EXP，n＝214）；剂量递增期主要终点为安全性和耐受性，扩展期为客观缓解率（根据 RECIST 1.1 标准评估）。该项 1/2 期研究的 ORR 为 15%~20%，尤其是 DCR 达 58%~64%，并且疗效持续时间久。进一步随访表明：未接受索拉非尼治疗的晚期 HCC 患者，采用纳武利尤单抗治疗，其中位 OS 长达 28.6 个月；而接受过索拉非尼治疗的患者，纳武利尤单抗二线治疗的中位 OS 也达到 15.6 个月。鉴于此，2017 年 9 月 23 日纳武利尤单抗已获得 FDA 有条件地批准可用于 HCC 二线治疗的适应证。全球同步开展的 CheckMate 459 研究（纳武利尤单抗对比索拉非尼一线治疗晚期 HCC 的随机、多中心确证性Ⅲ期临床研究，NCT02576509）的结果已在 2019 年 ESMO 大会上公布[6]。纳武利尤单抗组的 mOS 为 16.4 个月，而索拉非尼组为 14.7 个月（HR：0.85，$P = 0.075\,2$），遗憾的是，OS 未能达到预定义的统计阈值（预定 HR：0.84，$P = 0.05$）；mPFS 是 3.7 个月 vs. 3.8 个月，也没有差异；但是相较于索拉非尼，纳武利尤单抗治疗组患者还是呈现出明确的 OS 延长趋势，ORR 也明显提高（15% vs. 7%）；纳武利尤单抗的总体安全性较好，3 级及以上的不良反应较索拉非尼明显更低，且未观察到新的安全性信号，耐受性较好。

b. KEYNOTE-224 研究是另一项非随机、单臂、开放标签的国际多中心Ⅱ期临床研究[7]，有 10 个国家 47 家医疗中心参与。纳入标准为病理学检查确诊的晚期 HCC、索拉非尼治疗进展或毒性无法耐受、ECOG 评分 0~1 分、脏器功能正常、Child-Pugh 分级为 A 级。受试者接受帕博利珠单抗 200mg q3w，共 2 年或至疾病进展、毒性无法耐受、受试者撤回知情或研究者决定停药，主要研究终点为 ORR。2018 年 ASCO 年会上，Andrew Zhu 报告了研究结果，共筛选 169 例，入组 104 例。结果显示，ORR 为 17%，包括 1 例（1%）CR 和 17 例（16%）PR，46 例（44%）SD。mTTR 为 2.1 个月，mPFS 4.9 个月，mOS 12.9 个月。76 例（73%）出现治疗相关 AE，其中 16 例（15%）SAE，25 例（24%）3 级 AE；常见的是 AST 升高（7 例，7%）、ALT 升高（4 例，4%）、乏力（4 例，4%）；仅有 1 例（1%）受试者出现 4 级治疗相关的高胆红素血症，1 例受试者因治疗相关的溃疡性食管炎死亡，3 例（3%）受试者发生免疫相关的肝炎，无病毒复燃。2018 年 11 月 9 日，FDA 已有条件地批准帕博利珠单抗用于肝癌二线治疗。评估帕博利珠单抗或安慰剂用于 HCC 二线治疗的 III 期随机临床试验 KEYNOTE 240（NCT02702401）于 2019 年 ASCO 年会公布（2019 ASCO annual meeting，Abs4004），结果显示 OS 和 PFS 没有达到预设的统计学界值，帕博利珠单抗组与安慰剂组对比：OS 13.9 个月 vs. 10.6 个月，HR：0.781（$P = 0.023\ 8$，无统计学差异）；PFS 3.0 个月 vs. 2.8 个月，HR：0.718（$P = 0.002\ 2$，无统计学差异）；ORR 18.3% vs. 4.4%，mDOR 13.8 个月；安全性与先前报道的 KEYNOTE-224 研究基本一致，包括肝炎和其他免疫相关事件的发生率，未发现 HBV/HCV 病毒复燃。亚组分析结果[8]显示，亚洲人群（帕博利珠单抗组和安慰剂组分别有 107 例和 50 例患者）接受帕博利珠单抗治疗的 OS 获益更多，HR 达到了 0.548（95% CI：0.374~0.804，$P = 0.000\ 9$），生存获益优于欧美患者。另外，评估帕博利珠单抗二线治疗晚期 HCC 患者的亚太地区 III 期研究（KEYNOTE-394；NCT03062358）已经完成全部病例入组，正在随访观察之中。

c. 由我国 13 家中心共同开展的二线及以上卡瑞利珠单抗治疗 HCC 的 II 期临床研究，2020 年 2 月 26 日在线发表[9]。该研究纳入既往至少一线治疗进展或不耐受的 HCC 患者，随机分组给予卡瑞利珠单抗 3mg/kg q2w 或 q3w。共入组 220 例经治 HCC 患者。主要终点是 ORR 和 6 个月 OS 率，次要终点为 PFS 和 OS 等。研究表明：①对既往系统性治疗失败或不耐受的中国人晚期 HCC 患者，采用卡瑞利珠单抗进行二线及以上治疗的有效性较高。即使在患者基线状态更差的情况下，卡瑞利珠单抗表现出与其他 PD-1 抑制剂可比的疗效（ORR：14.7% vs. 14.3%~18.3%），6 个月的生存获益（6 个月 OS 率：74.7% vs. 77.9%~82.0%）及中位生存时间（13.8 个月 vs. 12.9~15.1 个月），且两周给药与三周给药疗效无明显差异。至数据截止日，中位随访时间 12.5 个月，大部分获益的患者仍在持续缓解中［BICR：18/32（56.3%）］，缓解开始时间较早（BICR：中位 TTR 2.0 个月），显示出持久的抗肿瘤活性。②安全性分析显示，TRAE的发生率与其他 PD-1 抑制剂相当（3~4 级：21.7% vs. 18%~25%；5 级：0.9% vs. 0.4%~1%；药物相关 SAE：11.1% vs. 15%）。TRAE 发生谱与同类药物类似，RCCEP 发生率高，但大多数患者（144 例，66.4%）为 1~2 级，只有 1 例为 3 级，RCCEP 的发生与临床客观疗效密切相关。③进展后继续使用卡瑞利珠单抗的患者仍可获益：进展后 6 个月 OS 率：74.0% vs. 54.5%。卡瑞利珠单抗已于 2020 年 3 月 4 日通过 CDE 评审，正式获批中晚期肝细胞癌二线适应证。

d. 参考中晚期肝癌一线免疫治疗策略章节注释 c。

e. 参考中晚期肝癌一线免疫治疗策略 d。

f. 2019 年 ASCO 年会上报告了 CheckMate 040 研究的双重免疫联合治疗队列 4（纳武利尤单抗 + ipilimumab）二线治疗晚期 HCC 的 II 期研究结果[10]，入组患者为索拉非尼治疗不耐受或进展的晚期 HCC，按 1∶1∶1 分为三组：A 组为纳武利尤单抗 1mg/kg+ipilimumab 3mg/kg q3w（4 次）；B 组为纳武利尤单抗 3mg/kg+ipilimumab 1mg/kg q3w（4 次）；C 组为纳武利尤单抗 3mg/kg q2w+ipilimumab 1mg/kg q6w；A、B 两组随后进入纳武利尤单抗 240mg q2w 固定剂量，所有患者均治疗至疾病进展或毒性不可耐受。结果：经过至少 28 个月的随访，有 33%（16/49；95% CI：20~48）的患者对免疫联合治疗有反应；BICR 根据 RECIST v1.1 标准评估，8%（4/49）达到 CR，24%（12/49）PR；DOR 为 4.6 个月 ~30.5+ 个月，其中 88% 持续至少 6 个月，56% 至少持续 12 个月，31% 至少持续 24 个月。BICR 使用 mRECIST 评估的 ORR 为 35%（17/49；95%CI：22~50），12%（6/49）CR，22%（11/49）报告 PR。接受索拉非尼治疗半年以上的患者，纳武利尤单抗治疗的总体 OS 相对较好[11, 12]。安全性方面[13, 14]，采用纳武利尤单抗 1mg/kg 联合 ipilimumab 3mg/kg 治疗，59% 的患者出现了 SAE；29% 的患者中断治疗，65% 的患者因 AE 延迟治疗。患者报告 ≥ 4% 的 SAE 为发热、腹泻、贫血、AST 升高、肾上腺功能不全、腹水、食管静脉曲张破裂出血、低钠血症、血胆红素升高以及非感染性肺炎。最常见的 AE（超过 20% 患者报告）为皮疹（53%）、瘙痒（53%）、肌肉及骨骼疼痛（41%）、腹泻（39%）、咳嗽（37%）、食欲下降（35%）、疲劳（27%）、发热（27%）、腹痛（22%）、头痛（22%）、恶心（20%）、头晕（20%）、甲状腺功能减退（20%）和体重下降（20%）。基于上述试验结果，特别是总体缓解率和缓解持续时间，2020 年 3 月 11 日美国 FDA 已加速批准纳武利尤单抗 1mg/kg+ipilimumab 3mg/kg（静脉注射，q3w）用于既往接受过索拉非尼治疗的晚期 HCC 患者。

g. 迄今为止，晚期 HCC 的治疗效果有了明显的进步，但是仍然不尽如人意，应该鼓励患者积极参加新药临床试验。

## 参考文献

[1] CHENG AL, QIN S, MASAFUMI IKEDA, et al. Atezolizumab + bevacizumab vs sorafenib in patients with unresectable hepatocellular carcinoma: Phase 3 results from IMbrave150. 2019 ESMO Asia: LBA03.

[2] QIN S, REN Z, FENG Z, et al. Efficacy and safety of atezolizumab + bevacizumab vs sorafenib in Chinese patients with unresectable HCC in the phase Ⅲ IMbrave150 study. Liver Cancer Summit 2020: abstract OP02-03.

[3] IKEDA M, SUNG MW, KUDO M, et al. A phase 1b trial of lenvatinib plus pembrolizumab in patients with unresectable hepatocellular carcinoma. 2018 ASCO Annual Meeting Abstracts. J Clin Oncol, 36, 2018 (suppl; abstr 4076).

[4] XU J, ZHANG Y, JIA R, et al. Anti-PD-1 antibody SHR-1210 combined with apatinib for advanced hepatocellular carcinoma, gastric, or esophagogastric junction cancer: an open-label, dose escalation and expansion study. Clin Cancer Res, 2019, 25 (2): 515-523.

[5] EI-KHOUEIRY AB, SANGRO B, YAU T, et al. Nivolumab in patients with advanced hepatocellular carcinoma (CheckMate 040): an open-label, non-comparative, phase 1/2 dose escalation and expansion

trial. Lancet, 2017, 389 (10088): 2492-2502.

[6] YAU T, PARK JW, FINN RS, et al. CheckMate 459: A randomized, multi-center phase III study of nivolumab (NIVO) vs sorafenib (SOR) as first-line (1L) treatment in patients (pts) with advanced hepatocellular carcinoma (aHCC) . Annals of Oncology, 2019, 30 (Supplement 5): LBA38.

[7] ZHU AX, FINN RS, EDELINE J, et al. Pembrolizumab in patients with advanced hepatocellular carcinoma previously treated with sorafenib (KEYNOTE-224): a non-randomised, open-label phase 2 trial. Lancet Oncol, 2018, 19 (7): 940-952.

[8] KUDO M, LIM HY, CHENG AL, et al. Phase III study of pembrolizumab (pembro) versus best supportive care (BSC) for second-line therapy in advanced hepatocellular carcinoma (aHCC): KEYNOTE-240 Asian subgroup. J Clin Oncol, 2020, 38 (4s): abstract 526.

[9] QIN S, REN Z, MENG Z, et al. Camrelizumab in patients with previously treated advanced hepatocellular carcinoma: a multicentre, open-label, parallel-group, randomised, phase 2 trial. Lancet Oncol, 2020, 21: 571-580.

[10] YAU T, KANG YK, KIM TY, et al. Nivolumab (NIVO) + ipilimumab (IPI) combination therapy in patients (pts) with advanced hepatocellular carcinoma (aHCC): Results from CheckMate 040. J Clin Oncol, 2019, 37 (S): abstract 4012.

[11] U. S. Food and Drug Administration Approves Opdivo® (nivolumab) + Yervoy® (ipilimumab) for Patients with Hepatocellular Carcinoma (HCC) Previously Treated with Sorafenib. Retrieved [2020-

03-11] . https: //news. bms. com/press-release/corporatefinancial-news/us-food-and-drug-administra-
tion-approves-opdivo-nivolumab-ye-0

[12] HE AR, YAU T, HSU C, et al. Nivolumab (NIVO) + ipilimumab (IPI) combination therapy in
patients (pts) with advanced hepatocellular carcinoma (aHCC): Subgroup analyses from CheckMate
040. J Clin Oncol, 2020, 38 (4s): abstract 512.

[13] Opdivo Prescribing Information. Opdivo U. S. Product Information. Last updated: March
2020. Princeton, NJ: Bristol Myers Squibb Company.

[14] Yervoy Prescribing Information. Yervoy U.S.Product Information. Last updated: March 2020. Princ-
eton, NJ: Bristol Myers Squibb Company.

# 八、晚期结直肠癌

| 治疗线数 [c, d, e, f] | I 级推荐 | II 级推荐 | III 级推荐 |
|---|---|---|---|
| 不能耐受化疗或拒绝化疗的晚期结直肠癌一线姑息治疗（无论 *RAS* 和 *BRAF* 基因突变状态） | | 帕博利珠单抗 [a] 或纳武利尤单抗 [b]（限 MSI-H 或 dMMR 患者）（2A 类证据） | |
| 晚期结直肠癌二线姑息治疗（无论 *RAS* 和 *BRAF* 基因突变状态和一线治疗方案） | | 帕博利珠单抗 [a] 或纳武利尤单抗 [b]（限 MSI-H 或 dMMR 患者）（2A 类证据） | |
| 晚期结直肠癌三线姑息治疗（无论 *RAS* 和 *BRAF* 基因突变状态和一、二线治疗方案） | | 帕博利珠单抗 [a] 或纳武利尤单抗 [b]（限 MSI-H 或 dMMR 患者）（2A 类证据） | |

## 【注释】

a. 帕博利珠单抗用于治疗晚期 dMMR/MSI-H 结直肠癌患者首先在 2015 年报道[99]。该 II 期研究（NCT01876511）根据 MMR 状态选取三组患者进行治疗：即 dMMR 肠癌、pMMR 肠癌及 dMMR 其他恶性肿瘤；患者均为已经接受过目前所有标准治疗后失败的晚期病例，然后接受帕博利珠单抗，10mg/kg，q2w。主要研究终点是 20 周时的 irORR（免疫相关的客观反应率）和 irPFS（免疫相关的无疾病进展生存期）。研究计划入组 71 例患者，实际入组 41 例患者（dMMR 肠癌 11 例，pMMR 肠癌 21 例和 dMMR 其他肿瘤 9 例）时已经达到主要研究终点。三组的 20 周 irORR 分别是 40%、0 和 71%；20 周 irPFS 分别是 78%、11% 和 67%；而按传统 RECIST 评估的 ORR 和 DCR 三组分别为：dMMR 肠癌组 40% 和 90%；pMMR 肠癌组 0% 和 11%；dMMR 其他肿瘤组 71% 和 71%。dMMR 组的中位 PFS 和 OS 均尚未达到，而 pMMR 肠癌组的则分别为 2.2 个月和 5.0 个月，PFS 的 HR：0.103，95% CI：0.029~0.373，$P < 0.001$；OS 的 HR：0.216，95% CI：0.047~1.0，$P = 0.02$。此外，2017 年 5 月 23 日，FDA 批准了帕博利珠单抗在所有经治 dMMR/MSI-H 实体瘤的适应证。因此，尽管中国尚无帕博利珠单抗在 dMMR/MSI-H 结直肠癌的相关数据，本指南仍推荐在 dMMR/MSI-H 晚期结直肠癌二线及二线治疗之后采用帕博利珠单抗治疗。

b. 基于 CheckMate 142 研究结果和 ipilimumab 尚未在国内上市的现状，本指南推荐在 dMMR/MSI-H 晚期结直肠癌二线及二线治疗之后可采用纳武利尤单抗治疗。CheckMate 142 研究是纳武利尤单抗单药或联合其他抗癌药物治疗复发或转移性 MSI-H 结直肠癌的 II 期探索性临床研究，共有 6 个亚组。其中一个亚组采用纳武利尤单抗治疗复治患者，一个亚组采用纳武利尤单抗联合 ipilimumab 治疗复治患者。纳武利尤单抗单药组结果最新发布于 2018 年 ASCO-GI[100]，部分患者的治疗结果已经在 2017 年 Lancet Oncol 发表[101]。74 位入组患者分为 A、B 两组，A 组是 53 例经氟尿嘧啶、奥沙利铂和伊立替康治疗均失败的患者，B 组是 21 例经一线或二线治疗失败的患者。入组患者中位年龄为 52 岁，其中 16% 患者携带 BRAF 突变。中位随访时间 21 个月，39% 患者仍继续治疗。盲法独立中心审查评定的 ORR 为 34%，62% 患者达到疾病控制。两组中位反应时间约 2.8 个月，60% 患者肿瘤负荷减少。中位 PFS 为 4.2 个月，12 个月和 18 个月，PFS 率为 41%（A 组）和 52%（B 组）。所有患者中位 OS 都未达到，12 个月 OS 率分别为 68%（A 组）和 81%（B 组），18 个月 OS 率为 66%（A 组）和 70%（B 组）。长期随访中未见新安全性报道，各亚组安全性一致。纳武利尤单抗联合 ipilimumab 组发表于 2018 年 JCO[102]。共 119 位患者，76% 接受过二线以上治疗，中位随访时间 13.4 个月，研究者评估的 ORR 为 55%，12 周以上 DCR 为 80%。中位 DoR 未达到，94% 有应答的患者直到数据截止日仍持续应答。9 个月和 12 个月的 PFS 率为 76% 和 71%，9 个月和 12 个月 OS 率为 87% 和 85%。研究报告结果中观察到具有统计学意义的临床获益的改善，包括患者功能、症状和生活质量。32% 的患者发生可控的 3~4 级 AE。13% 患者因与药物相关的 AE 停止治疗。纳武利尤单抗联合 ipilimumab 显示出高反应率，12 个月 PFS 率和 OS 率明显提高，临床改善患者病情，安全性可控，联合方案相比纳武利尤单抗单药具有良好的获益 - 风险特征，为 dMMR/MSI-H mCRC 患者的后线治疗提供了一个有前景的新治疗选择，但因 ipilimumab 在国内尚不可及，故本指南暂未给予推荐。

c. 对于 dMMR/MSI-H 患者的晚期一线治疗，帕博利珠单抗对比标准化疗 +/– 靶向治疗的随机对照Ⅲ期研究正在进行中，结果尚未公布，因此本指南对可耐受强烈一线治疗的 dMMR/MSI-H 患者暂不推荐使用 PD-1 单抗[103]。

d. 2018 年 ESMO 会议曾报道纳武利尤单抗和 ipilimumab 联合用于可切除结肠癌的新辅助治疗研究，结果提示：dMMR/MSI-H 患者可以取得极大的病理学缓解[104]，但病例数有限，证据级别低，本指南暂未做任何水平的推荐，鼓励有经验的中心开展相关临床研究。

e. 对于接受根治手术后的 dMMR 的Ⅲ期结肠癌患者的辅助治疗，阿替利珠单抗联合 FOLFOX 方案对照 FOLFOX 方案的随机对照试验正在进行中[66, 105]，结果尚未公布，因此本指南对辅助治疗中使用 PD-1/PD-L1 单抗暂不予推荐。

f. 国内已获批上市的 PD-1 抗体目前均无用于晚期结直肠癌患者的研究数据。

## 参考文献

[1] LE DT, URAM JN, WANG H, et al. PD-1 blockade in tumors with mismatch-repair deficiency. N Engl J Med, 2015, 372 (26): 2509-2520.

[2] OVERMAN MJ, BERGAMO F, MCDERMOTT RS, et al. Nivolumab in patients with DNA mis-

match repair-deficient/microsatellite instability-high (dMMR/MSI-H) metastatic colorectal cancer (mCRC): Long-term survival according to prior line of treatment from CheckMate-142. J Clin Oncol, 2018, 36 (4_suppl): 554.

[3] OVERMAN MJ, MCDERMOTT R, LEACH JL, et al. Nivolumab in patients with metastatic DNA mismatch repair-deficient or microsatellite instability-high colorectal cancer (CheckMate 142): an open-label, multicentre, phase 2 study. Lancet Oncol, 2017, 18 (9): 1182-1191.

[4] ANDRE T, LONARDI S, WONG M, et al. Nivolumab + ipilimumab combination in patients with DNA mismatch repair-deficient/microsatellite instability-high (dMMR/MSI-H) metastatic colorectal cancer (mCRC): First report of the full cohort from CheckMate-142. J Clin Oncol, 2018, 36 (4_suppl): 553.

[5] DIAZ LA, LE DT, YOSHINO T, et al. KEYNOTE-177: Randomized phase III study of pembrolizumab versus investigator-choice chemotherapy for mismatch repair-deficient or microsatellite instability-high metastatic colorectal carcinoma. J Clin Oncol, 2017, 35 (4_suppl): TPS815.

[6] CHALABI M, FANCHI LF, VAN DEN BERG JG, et al. Neoadjuvant ipilimumab plus nivolumab in early stage colon cancer. Ann Oncol, 2018, 29 (suppl_8): LBA37_PR.

[7] SINICROPE FA, OU FS, SHI Q, et al. Randomized trial of FOLFOX alone or combined with atezolizumab as adjuvant therapy for patients with stage III colon cancer and deficient DNA mismatch repair or microsatellite instability (ATOMIC, Alliance A021502). J Clin Oncol, 2017, 35 (15_suppl): TPS3630.

# 九、晚期肾癌

# 肾透明细胞癌 [a]

| 治疗线数 | 风险分组 [b] | Ⅰ级推荐 | Ⅱ级推荐 | Ⅲ级推荐 |
|---|---|---|---|---|
| 一线治疗 | 低风险组 | | 帕博利珠单抗+阿昔替尼（1A 类证据）[c] | avelumab+ 阿昔替尼（1A 类证据）[d]<br><br>阿替利珠单抗+贝伐珠单抗（1A 类证据）[e] |
| 一线治疗 | 中、高风险组 | 帕博利珠单抗+阿昔替尼（1A 类证据）[c]<br>纳武利尤单抗+ipilimumab（1A 类证据）[f] | | 阿替利珠单抗+贝伐珠单抗（1A 类证据）[e]<br>avelumab+ 阿昔替尼（1A 类证据）[d] |
| 二线及以上治疗 | | 纳武利尤单抗（1A 类证据）[g, h] | 帕博利珠单抗+阿昔替尼（2B 类证据）[c]<br>纳武利尤单抗+ipilimumab（1A 类证据）[i] | avelumab+ 阿昔替尼（3 类证据）[d] |

**【注释】**

a. 肾透明细胞癌（clear cell renal cell carcinoma，ccRCC）约占肾细胞癌（renal cell carcinoma，RCC）的 80%，是最常见的肾癌病理类型[1]。肾癌高危因素包括吸烟、肥胖、高血压等；2%~3% 的肾癌由遗传因素导致，如 von Hippel-Lindau 综合征[2]。

b. 纪念斯隆 - 凯特琳癌症中心（Memorial Sloan Kettering Cancer Center，MSKCC）预后模型曾是转移性肾癌风险评估的金标准，目前仍被广泛应用。MSKCC 模型的预后因素为 5 项，包括国际转移性肾癌数据库协会（International Meastatic RCC Database Consortium，IMDC）模型中的 1、2、3、4 项及 "乳酸脱氢酶高于正常值上限 1.5 倍以上"；预后风险分为 3 组：低风险（无不良预后因素）、中风险（1~2 项不良预后因素）、高风险（3 个及以上不良预后因素）[3]。在此基础上，IMDC 提出了 IMDC 标准[4]，将预后影响因素扩增至 6 个，目前该标准已被 NCCN 指南、ESMO 指南采纳。本指南除特殊标示外，均采用 IMDC 标准，其评价指标包含以下 6 项因素：①疾病确诊到开始系统治疗的间隔时间不足 1 年；②生活质量评分（karnofsky performance score，KPS）低于 80%；③血红蛋白低于正常值下限；④血钙高于正常值上限；⑤中性粒细胞绝对值计数高于正常值上限；⑥血小板计数高于正常值上限。预后风险分级：低风险（无任何不良预后因素）、中风险（1~2 项不良预后因素）、高风险（3~6 项不良预后因素）。

c. 在 Ⅲ 期 KEYNOTE-426 研究中，861 例既往未接受过治疗的进展期 ccRCC 患者根据风险等级分层后按 1∶1 分组，分别接受阿昔替尼（5mg，口服，b.i.d.）联合帕博利珠单抗（200mg，静脉滴注，q21d）或舒尼替尼（50mg 口服，q.d.，d1~d28，q6w）治疗。结果显示联合治疗组 12 个月 OS 率显著优于舒尼替尼组（89.9% vs. 78.3%，HR：0.53，95% CI：0.38~0.74，$P < 0.000\ 1$），联合治疗组中位 PFS 同样显著占优（15.1 个月 vs. 11.1 个月，$P < 0.000\ 1$）。对不同风险人群进行分层后发现：中、高风险 ccRCC 联合治疗的进展风险显著低于舒尼替尼，但低风险人群两组进展风险差异不显著。安全性方面，联合治疗组与舒尼替尼组 AE 发生率分别为，总 AE：98.4% vs. 99.5%；3 级以上 AE：75.8% vs. 70.6%）。对中高风险、低风险 ccRCC 患者，本指南将帕博利珠单抗联合阿昔替尼分别作为一线治疗的 I 级推荐、II 级推荐[5]。

d. III 期 JAVELIN Renal 101 研究对比了 avelumab 联合阿昔替尼与舒尼替尼用于晚期肾癌一线治疗的疗效。886 名进展期肾癌患者 1∶1 随机接受 avelumab（10mg/kg q2w）+ 阿昔替尼（5mg b.i.d.；n = 442）或舒尼替尼（50mg q.d. q6w；n = 444）治疗。主要研究终点是 PD-L1 阳性患者的 PFS 和 OS，关键次要研究终点是总人群的 PFS。560 名（63.2%）患者为 PD-L1 阳性，两组的中位 PFS 分别是 13.8 个月 vs. 7.2 个月（HR：0.61，$P < 0.001$），总人群 PFS 分别是 13.8 个月 vs. 8.4 个月（HR：0.69，$P < 0.001$）。PD-L1 阳性患者中，ORR 为 55.2% vs. 25.5%。OS 数据尚未成熟。两组中位随访 11.6 个月和 10.7 个月，分别有 37 名和 42 名患者死亡。两组 AE 发生率是 99.5% vs. 99.3%，3 级以上 AE 发生率分别是 71.2% vs. 71.5%[6]。但因 avelumab 在国内尚未上市，本指南暂将其列为 III 级推荐。

e. 在 III 期 IMmotion 151 研究中，既往未经治疗的 915 例肾癌患者分别接受阿替利珠单抗（1 200mg）联合贝伐珠单抗（15mg/kg，静脉滴注，q3w）或舒尼替尼（50mg 口服，q.d.， d1~d28, q6w）治疗。362 例（40%）患者 PD-L1 表达阳性（SP142 抗体，≥ 1% 为阳性阈值）。结果显示，PD-L1 阳性患者，联合治疗组 PFS 显著优于舒尼替尼组（中位 PFS：11.2 个月 vs. 7.7 个月；HR：0.74，95% CI：0.57~0.96，*P* < 0.05）；在整体人群中，联合治疗组 PFS 同样占优（中位 PFS：11.2 个月 vs. 8.4 个月；HR：0.83，95%CI：0.70~0.97，*P* < 0.05），各风险等级**（注：此研究采用 MSKCC 风险分级模型）**的患者 PFS 均可获益。两组 OS 在 PD-L1 阳性人群和整体人群中均未见显著差异。在 PD-L1 阳性患者中，联合治疗组、舒尼替尼组分别有 16 例（9%）、8 例（4%）达到 CR，60 例（34%）、56 例（30%）达到 PR；在整体人群中上述数据依次为 24 例（5%）、10 例（2%），142 例（31%）、143 例（31%）。在 AE 方面，91% 联合治疗患者和 96% 舒尼替尼组患者出现 AE。联合治疗组中 3 级以上 AE 发生率为 40%，5% 的患者因 AE 停止治疗；舒尼替尼组该数据分别为 54% 和 8%[7]。尽管大样本随机对照试验证实了阿替利珠单抗联合贝伐珠单抗在肾癌一线治疗的疗效和安全性，但因阿替利珠单抗在国内尚未批准肾癌适应证，本指南暂将其列为Ⅲ级推荐。

f. Ⅲ期 CheckMate 214 研究比较了纳武利尤单抗联合低剂量 ipilimumab 和舒尼替尼一线治疗肾癌的效果。共纳入患者 1 096 例，1∶1 分组。结果显示：中、高风险肾癌，与口服舒尼替尼（422 例，50mg/d，口服，d1~d28，q6w）比较，联合治疗（425 例，纳武利尤单抗 3mg/kg+ipilimumab 1mg/kg 静脉滴注，q3w，4 周期后纳武利尤单抗维持治疗，3mg/kg 静脉滴注，q2w）的 ORR 及 CR 率均显著更优（ORR：42% vs. 27%，*P* < 0.001；CR：9% vs. 1%，*P* < 0.001），但联合治疗组 18 个月 OS 率和中位 PFS 未达到预设 *P* < 0.009 的显著性阈值（18 个月 OS 率：

75% vs. 60%；中位 PFS：11.6 个月 vs. 8.4 个月，$P=0.03$）。治疗相关 AE 方面，93% 联合治疗患者及 97% 舒尼替尼患者出现 AE，其中 3~4 级 AE 的发生率分别为 46% 和 63%，两组各有 22% 和 12% 的患者因 AE 中断治疗[8]。CheckMate 214 纳入 249 例低风险肾癌患者，125 例接受纳武利尤单抗联合 ipilimumab 治疗，124 例接受舒尼替尼治疗。结果显示：在低风险患者，联合治疗 18 个月 OS 率、PFS、ORR 上均不及舒尼替尼（18 个月 OS 率：88% vs. 93%；ORR：29% vs. 52%，$P<0.001$；PFS：14.3 个月 vs. 25.1 个月，$P<0.001$），但联合治疗组 CR 率更高（11% vs. 6%）[8]。CheckMate 016：Ⅰ期临床研究，纳入 ccRCC 患者 100 例，部分既往接受过其他治疗，其中高风险 6 例、中风险 47 例、低风险 47 例。低风险患者 21 例（44.7%）接受纳武利尤单抗 3mg/kg+ipilimumab 1mg/kg（N3I1 方案）、21 例（44.7%）接受纳武利尤单抗 1mg/kg+ipilimumab 3mg/kg（N1I3 方案），共 4 个周期，21 天重复，然后均接受纳武利尤单抗维持治疗（3mg/kg，q2w）至疾病进展或毒性无法耐受。在总人群中，两种治疗方案 2 年 OS 率分别为 67.3% 和 69.6%，中位随访时间 22.3 个月，ORR 均为 40.4%[66]。安全性方面，N3I1 方案 AE 发生率为 91.5%，N1I3 方案为 95.7%；3~4 级 AE 发生率分别为 38.3% 和 61.7%。两种方案疗效无显著差异，由于 N3I1 方案安全性更高，本指南推荐使用 N3I1 方案。

g. 在Ⅲ期 CheckMate 025 研究中，821 例既往接受过一线或多线治疗的进展期 ccRCC 患者，1∶1 分组，分别接受纳武利尤单抗（3mg/kg，静脉滴注，q2w）或依维莫司（10mg/d，口服）治疗。纳武利尤单抗组的 ORR 显著优于依维莫司组（25% vs. 5%，$P<0.001$），OS 同样占优（中位 OS：25.0 个月 vs. 19.6 个月）。纳武利尤单抗组 AE 发生率为 79%，依维莫司组 88%；两组

的 3~4 级 AE 发生率分别为 19% 和 37%，分别导致 8% 和 13% 的患者中止治疗，其中依维莫司组有 2 例 AE 致死病例，纳武利尤单抗组无死亡病例报道[9]。在疾病相关症状量表问卷调查中，纳武利尤单抗治疗者生活质量（quality of life，QOL）评分随时间逐渐升高。基于上述数据，FDA 已批准纳武利尤单抗作为进展期 ccRCC 的二线用药，240mg 静脉滴注，q2w；或 480mg 静脉滴注，q4w；输注时间不应少于 30 分钟，治疗应持续至疾病进展或药物毒性无法耐受[10]。

h. 一项独立研究对 CheckMate 025 所纳入患者按不同基线资料进行分组，包括转移情况、风险等级、治疗线数、纳武利尤单抗治疗前所接受的治疗等，研究结果表明在所有分组中纳武利尤单抗均显示出一致性的 OS 和 ORR 获益[11]。免疫治疗机制不同于传统治疗，CheckMate 025 免疫治疗后疾病进展的患者，首次进展后继续纳武利尤单抗治疗者 50% 出现肿瘤负荷降低，13% 的患者肿瘤负荷降低 ≥ 30%，AE 发生率较进展前低[12]。

i. CheckMate 016 研究包含既往接受过其他治疗的患者，此部分患者有 22 例使用纳武利尤单抗 3mg/kg+ipilimumab1mg/kg（N3I1 方案）、26 例使用纳武利尤单抗 1mg/kg+ipilimumab 3mg/kg（N1I3 方案）。两组的 ORR 分别为 45.5% 和 38.5%。该研究证实了纳武利尤单抗联合 ipilimumab 治疗进展期 ccRCC 持续有效性和安全性。尽管缺少二线及以上治疗中安全性数据对比，但结合注释 f 中的整体数据，本指南推荐二线及以上治疗使用 N3I1 方案。

晚期肾癌

# 非透明细胞癌 <sup>a</sup>

| 治疗线数 | Ⅰ级推荐 | Ⅱ级推荐 | Ⅲ级推荐 |
|---|---|---|---|
| 非肾透明细胞癌 | | 纳武利尤单抗（2B 类证据）<sup>b</sup><br>阿替利珠单抗 + 贝伐珠单抗（肉瘤样癌，PD-L1 ≥ 1%，SP142）（2B 类证据）<sup>c</sup> | |

a. 非透明细胞肾细胞癌（non-ccRCC）约占肾癌的 20%，不同 non-ccRCC 的组织、细胞及基因特征存在差异[13]。乳头状癌和嫌色细胞癌是 non-ccRCC 最常见的病理类型，约占 80%，此外还有梭形细胞癌、肉瘤样癌、肾集合管癌等[1, 14, 15]。由于各病理类型发病率均较低，目前针对 non-ccRCC 药物治疗的临床数据有限，有效治疗策略少。non-ccRCC 的患者大多会被排除在Ⅲ期临床研究之外，对 non-ccRCC 药物治疗的证据通常基于小规模回顾性分析，或大型临床研究的亚组分析，免疫治疗在 non-ccRCC 中的应用有待进一步前瞻性临床研究进行探索。

b. 一项多中心回顾性研究分析纳武利尤单抗在转移性 non-ccRCC 中的治疗效果。研究纳入 35 例患者，至少接受过 1 次纳武利尤单抗治疗，其中 PR 7 例（20%）、SD 10 例（29%），中位 PFS 为 3.5 个月，中位随访时间 8.5 个月。AE 发生率为 37%，主要为疲劳、发热和皮疹[16]。另一项回顾性研究纳入 43 例接受 PD-1/PD-L1 抑制剂治疗的转移性 non-ccRCC 患者，ORR 为 19%

（8例），其中4例仅接受PD-1/PD-L1抑制剂治疗[17]。考虑到non-ccRCC相关临床研究较少，本指南将纳武利尤单抗作为non-ccRCC系统性治疗的Ⅱ级推荐。

c. IMmotion151纳入了86例肾肉瘤样癌患者，在PD-L1 ≥ 1%的肾肉瘤样癌，阿替利珠单抗联合贝伐珠单抗治疗的PFS显著优于舒尼替尼组（HR：0.46，95% CI：0.28~0.78）[7]。

## 参考文献

［1］HSIEH JJ, PURDUE MP, SIGNORETTI S, et al. Renal cell carcinoma. Nat Rev Dis Primers, 2017, 3: 17009.

［2］CHOW WH, DONG LM, DEVESA SS. Epidemiology and risk factors for kidney cancer. Nat Rev Urol, 2010, 7 (5): 245-257.

［3］MOTZER RJ, BACIK J, MURPHY BA, et al. Interferon-alfa as a comparative treatment for clinical trials of new therapies against advanced renal cell carcinoma. J Clin Oncol, 2002, 20 (1): 289-296.

［4］HENG DY, XIE W, REGAN MM, et al. Prognostic factors for overall survival in patients with metastatic renal cell carcinoma treated with vascular endothelial growth factor-targeted agents: results from a large, multicenter study. J Clin Oncol, 2009, 27 (34): 5794-5799.

［5］RINI BI, PLIMACK ER, STUS V, et al. Pembrolizumab plus axitinib versus sunitinib for advanced renal-cell carcinoma. N Engl J Med, 2019, 380 (12): 1116-1127.

[6] MOTZER RJ, PENKOV K, HAANEN J, et al. Avelumab plus axitinib versus sunitinib for advanced renal-cell carcinoma. N Engl J Med, 2019, 380: 1103-1115.

[7] RINI BI, POWLES T, ATKINS MB, et al. Atezolizumab plus bevacizumab versus sunitinib in patients with previously untreated metastatic renal cell carcinoma (IMmotion151): a multicentre, open-label, phase 3, randomised controlled trial. Lancet, 2019, 393 (10189): 2404-2415.

[8] MOTZER RJ, PENKOV K, HAANEN J, et al. Avelumab plus axitinib versus sunitinib for advanced renal-cell carcinoma. N Engl J Med, 2019, 380 (12): 1103-1115.

[9] HAMMERS HJ, PLIMACK ER, INFANTE JR, et al. Safety and efficacy of nivolumab in combination with ipilimumab in metastatic renal cell carcinoma: The CheckMate 016 Study. J Clin Oncol, 2017, 35 (34): 3851-3858.

[10] MOTZER RJ, ESCUDIER B, MCDERMOTT DF, et al. Nivolumab versus everolimus in advanced renal-cell carcinoma. N Engl J Med, 2015, 373 (19): 1803-1813.

[11] CELLA D, ESCUDIER B, RINI B, et al. Patient-reported outcomes for axitinib vs sorafenib in metastatic renal cell carcinoma: phase III (AXIS) trial. Br J Cancer, 2013, 108: 1571-1578.

[12] ESCUDIER B, SHARMA P, MCDERMOTT DF, et al. CheckMate 025 randomized phase 3 study: outcomes by key baseline factors and prior therapy for nivolumab versus everolimus in advanced renal cell carcinoma) . Eur Urol, 2017, 72 (6): 962-971.

[13] ESCUDIER B, MOTZER RJ, SHARMA P, et al. Treatment beyond progression in patients with advanced renal cell carcinoma treated with nivolumab in CheckMate 025. Eur Urol, 2017, 72 (3): 368-376.

[14] CANCER GENOME ATLAS RESEARCH NETWORK, LINEHAN WM, SPELLMAN PT, RICKETTS CJ, et al. Comprehensive molecular characterization of papillary renal-cell carcinoma. N Engl J Med, 2016, 374 (2): 135-145.

[15] DAVIS CF, RICKETTS CJ, WANG M, et al. The somatic genomic landscape of chromophobe renal cell carcinoma. Cancer Cell, 2014, 26 (3): 319-330.

[16] ARGANI P, REUTER VE, ZHANG L, et al. TFEB-amplified renal cell carcinomas: an aggressive molecular subset demonstrating variable melanocytic marker expression and morphologic heterogeneity. Am J Surg Pathol, 2016, 40 (11): 1484-1495.

[17] KOSHKIN VS, BARATA PC, ZHANG T, et al. Clinical activity of nivolumab in patients with non-clear cell renal cell carcinoma. J Immunother Cancer, 2018, 6 (1): 9.

# 十、尿路上皮癌

| 治疗线数 | Ⅰ级推荐 | Ⅱ级推荐 | Ⅲ级推荐 |
|---|---|---|---|
| 晚期尿路上皮癌一线治疗 | | | 帕博利珠单抗（3类证据）a<br>阿替利珠单抗（3类证据）c |
| 晚期尿路上皮癌二线或三线以后治疗 | | 帕博利珠单抗（1A类证据）b | 阿替利珠单抗（3类证据）d<br>纳武利尤单抗（3类证据）e<br>度伐利尤单抗（3类证据）f<br>avelumab（3类证据）g |
| 维持治疗 h | | | |
| 辅助治疗 i | | | |
| 新辅助治疗 j | | | |

## 【注释】

a. 基于Ⅱ期 KEYNOTE-052 研究，美国 FDA 批准帕博利珠单抗作为不适合接受顺铂治疗的局部晚期以及不可切除的或转移性尿路上皮癌患者的一线治疗[1]。由于 NMPA 尚未批准该适应证，故本指南将其作为Ⅲ级推荐。这项研究中共招募了 374 名患者，370 名患者接受了至少一剂帕博利珠单抗。客观缓解 89/370 (24%, 95%CI：20~29)，89 例中有 74 例 (83%) 持续缓解中。中位随访时间为 5 个月 [interquartile range (IQR)：3.0~8.6]。PD-L1 表达界值 10% 时与帕博利珠单抗的高 ORR 存在相关。PD-L1 联合评分 ≥ 10% 的 110 名患者中 42 名 (38%, 95% CI：29~48) 客观缓解。最常见的 3 级或 4 级治疗相关 AE 是疲劳 (8/370, 2%)，碱性磷酸酶增加 (5/370, 1%)，结肠炎和肌肉无力 (均为 4/370, 1%)。SAE 36 例 (10%)。17 例 (5%) 发生与治疗无关的死亡事件，1 例死于治疗相关 AE (肌炎合并 3 级甲状腺炎、3 级肝炎、3 级肺炎和 4 级心肌炎)。正在进行中的 KEYNOTE-361 研究将进一步评估一线应用帕博利珠单抗或联合铂类化疗对比单用化疗的治疗效果。

b. 基于Ⅲ期 KEYNOTE-045 研究，美国 FDA 批准帕博利珠单抗用于铂化疗后病情进展或复发的局部晚期以及不可切除的或转移性尿路上皮癌的二线治疗[2]。由于 NMPA 尚未批准该适应证，故本指南将其作为Ⅱ级推荐。该研究随机分配了 542 名铂类化疗后复发或进展的晚期尿路上皮癌患者，接受帕博利珠单抗或研究者选择紫杉醇、多西紫杉醇或长春氟宁化疗，结果显示帕博利珠单抗组中位 OS 为 10.3 个月 (95% CI：8.0~11.8)，而化疗组为 7.4 个月 (95% CI：6.1~8.3) (HR：0.73；95% CI：0.59~0.91；P = 0.002)。帕博利珠单抗组肿瘤 PD-L1 联合评分 ≥ 10% 的患者中位 OS 为 8.0 个月 (95% CI：5.0~12.3)，而化疗组为 5.2 个月 (95% CI：4.0~7.4) (HR：0.57；95% CI：0.37~0.88；P = 0.005)。两组患者的 PFS 均无差异 (总人群 HR：0.98；95% CI：0.81~1.19；P = 0.42；肿瘤 PD-L1 CPS ≥ 10% 的人群：HR：0.89；95% CI：0.61~1.28；P = 0.24)。帕博利珠单抗组发生任何级别的治疗相关 AE (60.9% vs. 90.2%)，3~5 级严重 AE (15.0% vs.

49.4%）均也少于化疗组。

c. 基于Ⅱ期 IMvigor210 研究，美国 FDA 批准阿替利珠单抗用于不适合接受顺铂治疗的局部晚期或转移性尿路上皮癌一线治疗，由于 NMPA 尚未批准该适应证，故本指南将其作为Ⅲ级推荐[3]。这项单臂、多中心研究结果显示，123 名患者中 119 人接受了一剂或多剂剂量的阿替利珠单抗，ORR 为 23%（95% CI：16~31），CR 为 9%（n = 11），19/27 持续缓解。IC 2/3 亚组 ORR 为 28%（95% CI：14~47），IC 1 亚组 21%（95% CI：10~35），IC 0 亚组 21%（95% CI：9~36）。中位 PFS 为 2.7 个月，中位 OS 为 15.9 个月（2018 ASCO 会议更新为 16.3 个月）。TMB 与药物反应相关。发生率超过 10% 的治疗相关 AE 是疲劳（30%）、腹泻（12%）和瘙痒（11%）。发生了 1 例与治疗相关的死亡（败血症）。9 例（8%）患者出现 AE 导致治疗中止。免疫相关事件发生在 14 例（12%）患者中。遗憾的是这仅是个单臂研究，期待一线对照研究的大样本数据进一步验证阿替利珠单抗的疗效，而正在进行的 IMvigor130 研究是一项Ⅲ期多中心随机对照试验，对比阿替利珠单抗及联合铂类化疗一线治疗局部晚期以及转移性尿路上皮癌患者的疗效。

d. 基于Ⅱ期 IMvigor210 Cohort2 研究，美国 FDA 批准阿替利珠单抗用于铂类化疗后进展的局部晚期或转移性尿路上皮癌二线治疗，由于 NMPA 尚未批准该适应证，故本指南将其作为Ⅲ级推荐[4]。这项单臂、多中心研究结果显示，310 例接受了阿替利珠单抗治疗患者中，IC 2/3 人群 ORR 为 26%（95% CI：18~36），IC 1/2/3 人群为 18%（95% CI：13~24）和所有患者为 15%（95% CI：11~19）。中位随访时间为 11.7 个月（95% CI：11.4~12.2），38/48（84%）持续反应。

IC 2/3 人群 OS 为 11.4 个月（95% CI：9.0~NE），IC 1/2/3 人群为 8.8 个月（95% CI：7.1~10.6）和所有患者为 7.9 个月。3~4 级 TRAE 16%，最常见的是疲劳 2%。3~4 级免疫相关 AE5%，最常见有肺炎、转氨酶升高、皮疹和呼吸困难。研究期间未发生与治疗相关的死亡。探索性分析显示 TCGA 亚型和 TMB 是阿替利珠单抗疗效的独立预测因子。IMvigor211 是一项Ⅲ期多中心随机对照试验，用于评价阿替利珠单抗治疗铂类化疗后进展的局部晚期或转移性尿路上皮癌的疗效和安全性[5]。931 名患者接受阿替利珠单抗（n = 467）或二线化疗（长春氟宁、紫杉醇或 75mg/m$^2$ 多西紫杉醇，n = 464）。在 IC 2/3 人群阿替利珠单抗组和化疗组 OS 无显著差异（11.1 个月 vs. 10.6 个月，P = 0.41）。IC 2/3 人群 ORR 相似：阿替利珠单抗组 23%，化疗组为 22%。阿替利珠单抗组的 DoR 长于化疗组（15.9 个月 vs. 8.3 个月）。接受阿替利珠单抗治疗的患者与接受化疗的患者相比，3~4 级治疗相关 AE 发生率 20%，化疗组 43%，且 AE 较少导致治疗中断事件（7% vs. 18%）。其余正在进行的二线研究包括 NCT03179943、NCT03237780 等，我们期待能有更多的结果支持阿替利珠单抗在尿路上皮癌的广泛应用。

e. 基于Ⅱ期 CheckMate 275 研究，美国 FDA 与欧盟批准将纳武利尤单抗用于铂类化疗后进展的局部晚期不可切除或转移性尿路上皮癌患者的二线治疗，由于 NMPA 尚未批准该适应证，故本指南将其作为Ⅲ级推荐[6]。这项单臂多中心临床研究显示，270 名患者接受了纳武利尤单抗，其中 265 名患者接受了疗效评估。OS 中位随访时间 7 个月（IQR：2.96~8.77）。52 例（19.6%；95% CI：15.0~24.9）确诊客观缓解。46% 患者肿瘤 PD-L1 ≥ 1%，无论是 PD-L1 表达与否，均观察到纳武利尤单抗具有良好疗效。PD-L1 ≥ 5% 的患者 ORR 为 28.4%（95% CI：18.9~39.5）；

PD-L1 ≥ 1% 的患者为 23.8%（95% CI：16.5~32.3），PD-L1<1% 的患者为 16.1%（95% CI：10.5~23.1）。270 例患者中 3~4 级治疗相关 AE 发生率 18%，最常见的是 3 级疲劳和腹泻，3 例治疗相关死亡（肺炎、急性呼吸衰竭和心血管衰竭）。

f. 基于 Ⅰ / Ⅱ 期 Study 1108 研究，美国 FDA 批准度伐利尤单抗用于经铂类化疗后进展的局部晚期或转移性尿路上皮癌二线治疗的适应证，由于 NMPA 尚未批准该适应证，故本指南将其作为 Ⅲ 级推荐[7]。研究中 191 例患者接受了治疗，中位随访时间为 5.78 个月，95.3% 接受过铂类化疗。ORR 为 17.8%（34/191；95% CI：12.7~24.0），7 例为 CR。患者在治疗早期即出现疾病缓解，TTR 为 1.41 个月（范围：1.2~7.2），并且缓解能够持续，中位 DoR 未达到。PD-L1 高表达组和 PD-L1 低表达 / 阴性组中均观察到疾病缓解，ORR 分别为 27.6%（95% CI：19.0~37.5）和 5.1%（95% CI：1.4~12.5）。中位 PFS 为 1.5 个月（95% CI：1.4~1.9），中位 OS 为 18.2 个月（95% CI：8.1~NE），1 年 OS 率为 55.0%（95% CI：43.9~64.7）。治疗相关的 3~4 级 AE 率低（6.8%），有 4 例患者（2.1%）发生 3~4 级 irAE，2 例患者（1.6%）因 irAE 而中断治疗，2 例患者出现免疫治疗相关的死亡（自身免疫性肝炎和肺炎）。正在进行的 DANUBE 研究是一项随机、开放性、对照、多中心、全球 Ⅲ 期研究，比较度伐利尤单抗及度伐利尤单抗 +tremelimumab 联合治疗对照标准化疗，用于不可切除的 Ⅳ 期尿路上皮癌患者的一线治疗；NILE 研究是一项随机、开放性、对照、多中心、全球 Ⅲ 期研究，比较度伐利尤单抗联合标准化疗和度伐利尤单抗联合 tremelimumab 及标准化疗对照单用标准化疗，用于不可切除的局部晚期或转移性尿路上皮癌患者的一线治疗。

g. 基于 I 期 JAVELIN Solid Tumor 研究，美国 FDA 批准 avelumab 用于经铂类化疗后进展的局部晚期或转移性尿路上皮癌二线治疗的适应证，由于 NMPA 尚未批准该适应证，故本指南将其作为 III 级推荐[8]。249 例患者符合条件接受 avelumab 治疗，中位数为 12 周（IQR：6.0~19.7），中位随访时间 9.9 个月（4.3~12.1 个月）。数据截止 2016 年 6 月 9 日时评估了疗效及安全性。随访至少 6 个月的 161 名患者中，ORR 为 17%（95% CI：11~24），CR、PR 分别为 6% 和 11%。最常见的治疗相关 AE 是输注相关反应（29%）和疲劳（16%）。发生 3 级以上治疗相关 AE 8%，其中最常见的是疲劳（2%）、乏力、脂肪酶升高、低磷血症和肺炎各 1%。avelumab 治疗相关的 SAE 8%，发生了 1 例与治疗相关的死亡（肺炎）。

h. 正在进行的 JAVELIN Bladder 100 是一项的 III 期多中心随机对照试验，对比 avelumab 加上最佳支持治疗与最佳支持治疗单独作为维持治疗完成一线含铂化疗后疾病未进展的局部晚期或转移性尿路上皮癌患者。

i. 正在进行的 IMvigor010 是一项的 III 期、开放标签的多中心随机研究，对比阿替利珠单抗辅助治疗和随访观察在根治术后高危肌层浸润性尿路上皮癌患者中的疗效及安全性。此外，正在进行的 CheckMate 274 是 III 期、双盲的多中心随机研究，对比纳武利尤单抗与安慰剂辅助治疗在根治术后高危肌层浸润性尿路上皮癌患者中的疗效及安全性。

j. 正在进行的 PURE-01 是一项 II 期、开放标签的单臂临床研究，用于评估术前接受 3 个周期帕博利珠单抗新辅助治疗在高风险可切除尿路上皮癌患者中的安全性和有效性，前期数据显示了良好的降期效果（pT0 = 42%）。NABUCCO 是一项 I B 期研究，评估 ipilimumab 和纳武利尤单抗在高风险可切除尿路上皮癌患者中进行短期术前新辅助治疗的安全性和有效性，该联合免疫治疗方案显示出了良好的降期效果（pT0 = 46%）。ASCO-GU 2020公布了BLASST-1前期数据，肌肉浸润性膀胱癌（MIBC）患者应用纳武利尤单抗联合GC方案化疗进行新辅助治疗，结果显示病理学非肌肉浸润率（PaR）为66%、pCR为49%，联合治疗并未增加毒性或死亡，且并未增加手术延迟及并发症，其长期随访仍在进行中。

## 参考文献

［1］BALAR AV, CASTELLANO D. First-line pembrolizumab in cisplatin-ineligible patients with locally advanced and unresectable or metastatic urothelial cancer (KEYNOTE-052): a multicentre, single-arm, phase 2 study. Lancet Oncol, 2017, 18 (11): 1483-1492.

［2］BELLMUNT J, DE WIT R, VAUGHN DJ, et al. Pembrolizumab as second-line therapy for advanced urothelial carcinoma. N Engl J Med, 2017, 376 (11): 1015-1026.

［3］BALAR AV, GALSKY MD, ROSENBERG JE, et al. Atezolizumab as first-line treatment in cisplatin-ineligible patients with locally advanced and metastatic urothelial carcinoma: a single-arm, multicentre, phase 2 trial. Lancet, 2017, 389 (10064): 67-76.

［4］ROSENBERG JE, HOFFMAN-CENSITS J, POWLES T, et al. Atezolizumab in patients with locally advanced and metastatic urothelial carcinoma who have progressed following treatment with platinum-based chemotherapy: a single-arm, multicentre, phase 2 trial. Lancet, 2016, 387 (10031): 1909-1920.

[5] POWLES T, DURAN I, VAN DER HEIJDEN MS, et al. Atezolizumab versus chemotherapy in patients with platinum-treated locally advanced or metastatic urothelial carcinoma (IMvigor211): a multicentre, open-label, phase 3 randomised controlled trial. Lancet, 2018, 391 (10122): 748-757.

[6] SHARMA P, RETZ M, SIEFKER-RADTKE A, et al. Nivolumab in metastatic urothelial carcinoma after platinum therapy (CheckMate 275): a multicentre, single-arm, phase 2 trial. Lancet Oncol, 2017, 18 (3): 312-322.

[7] POWLES T, O'DONNELL PH, MASSARD C, et al. Efficacy and safety of durvalumab in locally advanced or metastatic urothelial carcinoma: updated results from a phase 1/2 open-label study. JAMA Oncol, 2017, 3 (9): e172411.

[8] PATEL MR, ELLERTON J, INFANTE JR, et al. Avelumab in metastatic urothelial carcinoma after platinum failure (JAVELIN Solid Tumor): pooled results from two expansion cohorts of an open-label, phase 1 trial. Lancet Oncol, 2018, 19 (1): 51-64.

# 十一、宫颈癌

| 治疗线数 | I级推荐 | II级推荐 | III级推荐 |
|---|---|---|---|
| 晚期宫颈癌二线治疗 a | | 帕博利珠单抗（限 PD-L1 表达阳性或 MSI-H/dMMR 患者）b, c（2A 类证据） | |
| 晚期宫颈癌三线及以上治疗 d | | | |
| 辅助治疗 e | | | |

【注释】

a. 目前正在进行的免疫检查点抑制剂治疗宫颈癌的临床试验有近 20 项，包括 NCT01693783、CheckMate 358 和 NCT02921269 等，但大部分启动时间不长，并且都在试验的 I 期或 II 期，公布结果的临床试验不多。NCT01693783 评估 ipilimumab 治疗复发或转移 HPV 相关宫颈癌的安全性及有效性，共纳入 42 例既往接受放疗或化疗的宫颈癌患者，34 例可评估患者中，1 例 PR，10 例病情稳定，23 例病情进展，中位 PFS 为 2.2 个月（95%CI：2.1~3.2 个月），中位 OS 为 8.5 个月（95%CI：3.6~ 未达到）[1]。CheckMate 358 是一项单臂、多中心、I / II 期临床研究，评估纳武单抗以及纳武单抗联合 ipilimumab 治疗 5 种病毒相关肿瘤的安全性及有效性，中位随访 31 周结果显示，19 例复发或转移宫颈癌患者中，1 例 CR，4 例 PR，ORR 为 26.3%[2]。

GOG 3016（NCT03257267）是一项开放标签的、随机的Ⅲ期临床试验，旨在比较 PD-1 抑制剂 cemiplimab 和化疗在铂类耐药的复发或转移宫颈癌中的疗效。BEATcc（NCT03556839）是一项随机Ⅲ期临床试验，旨在比较铂类、紫杉醇联合贝伐单抗和阿替利珠单抗与铂类、紫杉醇联合贝伐单抗治疗转移性、持续性或复发性宫颈癌的疗效。目前，以上研究均在进行中，结果值得期待。

b. 基于Ⅱ期 KEYNOTE-158 研究，FDA 批准帕博利珠单抗用于治疗化疗过程中或化疗后疾病进展并且肿瘤组织 PD-L1 表达阳性的晚期或复发宫颈癌。由于 NMPA 尚未批准该适应证，故本指南将其作为Ⅱ级推荐。在这项研究中，共纳入 98 例复发或转移性宫颈癌的患者，82 例患者（83.7%）为 PD-L1 阳性肿瘤，其中 77 例患者接受过 1 次或多次化疗。中位随访时间为 11.7 个月，在 PD-L1 阳性的患者中，ORR 为 14.6%；之前接受过一次或多次化疗患者的 ORR 为 14.3%（95%CI：7.4~24.1），包括 2.6% 的 CR 和 11.7% 的 PR[3]。

c. 基于Ⅱ期 NCT01876511 研究及其扩展研究，FDA 批准了帕博利珠单抗用于治疗 MSI-H 或 dMMR 的不可切除的晚期实体瘤。这是首个按生物标志物而不是基于组织类型来批准的抗肿瘤药物。由于 NMPA 尚未批准该适应证，故本指南将其作为Ⅱ级推荐。在 NCT01876511 研究中，共纳入 41 例经其他治疗失败的晚期实体瘤患者接受帕博利珠单抗治疗，包括 MSI 阳性或阴性。对于 MSI 阳性的患者 ORR 为 40%，20 周的 PFS 是 78%；而 MSI 阴性的患者 ORR 为 0%，20 周的 PFS 是 11%[4]。在其扩展研究中，共纳入 86 例 MSI-H 阳性的 12 个瘤种的患者接受帕博利珠单抗治疗，包括壶腹癌、胆管癌、大肠癌、子宫内膜癌、胃和食管癌、神经内分泌肿瘤、骨肉瘤、胰腺癌、前列腺癌、小肠癌、甲状腺癌和原发灶不明肿瘤；86 例患者整体有效率 53%，其中 21% 的患者 CR，77% 的患者疾病得到控制[5]。

d. CA017-003（NCT 02658890）是一项 I／IIa 期临床研究，旨在评估 IDO 抑制剂 BMS-986205 联合纳武利尤单抗在多种实体瘤中的疗效与安全性。初步结果表明，既往治疗失败的 22 例宫颈癌患者中（85% 以上患者为三线及后线治疗），ORR 与 DCR 分别为 13.6% 和 63.6%，3~4 度 AE 的发生率为 11%；而在 PD-L1 表达 ≥ 1% 的患者中，ORR 和 DCR 分别为 25.0% 和 75%[4]。目前该研究仍在进行中，结果值得期待。

e. 宫颈癌辅助治疗的 I 期研究 NCT01711515 正在进行，这项研究计划纳入 78 例 IB~IIB 或 IIIB~IVA 宫颈癌患者，主要研究目标是放化疗后给予 ipilimumab 的副作用及最佳剂量，次要研究目标是完成治疗后 1 年的 PFS 以及 1 年内复发或转移部位。结果值得期待。

## 参考文献

[1] LHEUREUX S, BUTLER MO, CLARKE B, et al. Association of ipilimumab with safety and anti-tumor activity in women with metastatic or recurrent human papillomavirus-related cervical carcinoma. JAMA Oncol, 2018, 4 (7): e173776.

[2] HOLLEBECQUE A, MEYER T, MOORE KN, et al. An open-label, multicohort, phase I／II study of

nivolumab in patients with virus-associated tumors (CheckMate 358): Efficacy and safety in recurrent or metastatic (R/M) cervical, vaginal, and vulvar cancers. J Clin Oncol, 2017, 35 (15): suppl. 5504.

[3] CHUNG HC, SCHELLENS JH, DELORD JP, et al. Pembrolizumab treatment of advanced cervical cancer: Updated results from the phase 2 KEYNOTE-158 study. J Clin Oncol, 2018, 36: suppl, abstr 5522.

[4] LE DT, URAM JN, WANG H, BARTLETT BR, et al. PD-1 blockade in tumors with mismatch-repair deficiency. N Engl J Med, 2015, 372 (26): 2509-2520.

[5] LE DT, DURHAM JN, SMITH KN, et al. Mismatch repair deficiency predicts response of solid tumors to PD-1 blockade. Science, 2017, 357: 409-413.

[6] LUKE JJ, GELMON K, PACHYNSKI RK, et al. Preliminary antitumor and immunomodulatory activity of BMS-986205, an optimized indoleamine 2, 3-dioxygenase 1 (IDO1) inhibitor, in combination with nivolumab in patients with advanced cancers. Presented at: 32nd Annual Meeting of the Society for Immunotherapy of Cancer, November 9-12, 2017, National Harbor, MD. Abstract O41.

# 十二、复发或转移性子宫内膜癌

| 治疗线数 | Ⅰ级专荐 | Ⅱ级推荐 | Ⅲ级推荐 |
|---|---|---|---|
| 复发或转移性子宫内膜癌 a | | 帕博利珠单抗 b, c（限 MSI-H 或 dMMR 患者）（2A 类证据） | 乐伐替尼联合帕博利珠单抗 d（2B 类证据） |

【注释】

a. 目前正在进行的免疫检查点抑制剂治疗子宫内膜癌的临床试验有 20 余项，但大部分启动时间较短，公布的临床数据有限。KEYNOTE-028 研究旨在评估帕博利珠单抗治疗 PD-L1 阳性晚期实体瘤患者的安全性和有效性。亚组分析显示，24 例 PD-L1 阳性的局部晚期或转移性子宫内膜癌患者中，3 例 PR，ORR 为 13%（95%CI：2.8%~33.6%），3 例患者病情稳定，13 例患者（54.2%）出现 AE。帕博利珠单抗在 PD-L1 阳性晚期子宫内膜癌患者亚组中显示出较好的安全性及初步的抗肿瘤活性[1]。

b. 子宫内膜癌患者 dMMR 发生率为 20%~30%，FDA 推荐复发转移性子宫内膜癌进行 MSI-H/dMMR 的检测。一项 Ⅱ 期临床试验的初步结果显示，9 例 MMR 缺陷的晚期子宫内膜癌患者在接受帕博利珠单抗治疗后，1 例 CR，4 例 PR，ORR 为 56%（95%CI：21%~86%），无 3 级以上的 AE 发生[2]。

c. 基于 II 期 NCT01876511 研究及其扩展研究，FDA 批准了帕博利珠单抗用于治疗 MSI-H 或 dMMR 的不可切除的晚期实体瘤。这是首个按生物标志物而不是基于组织类型来批准的抗肿瘤药物。由于 NMPA 尚未批准该适应证，故本指南将其作为 II 级推荐。在 NCT01876511 研究中，共纳入 41 例其他治疗失败的晚期实体瘤患者接受帕博利珠单抗治疗，包括 MSI 阳性或阴性。对于 MSI 阳性的患者 ORR 为 40%，20 周的 PFS 是 78%；而 MSI 阴性的患者 ORR 为 0%，20 周的 PFS 是 11%[3]。在其扩展研究中，共纳入 86 例 MSI-H 阳性的 12 个瘤种的患者接受帕博利珠单抗治疗，包括壶腹癌、胆管癌、大肠癌、子宫内膜癌、胃和食管癌、神经内分泌肿瘤、骨肉瘤、胰腺癌、前列腺癌、小肠癌、甲状腺癌和原发灶不明肿瘤；86 例患者整体有效率 53%，其中 21% 的患者 CR，77% 的患者疾病得到控制。亚组分析显示，15 例伴有 MSI-H/dMMR 的子宫内膜癌患者在接受帕博利珠单抗治疗后，3 例 CR，5 例 PR，3 例病情稳定，ORR 为 52%，疾病控制率为 73%[4]。

d. 基于 KEYNOTE-146/Study 111（NCT02501096）临床研究，美国 FDA 批准乐伐替尼 + 帕博利珠单抗联合治疗方案用于治疗既往接受系统治疗后病情进展、不适合根治性手术或放射治疗、非 MSI-H/dMMR 的晚期子宫内膜癌患者。该研究是一项多中心、非盲、单臂的 II 期研究，旨在评估乐伐替尼联合帕博利珠单抗治疗转移性子宫内膜癌患者的有效性。共纳入了 54 位患者，其中 53 位被纳入分析，研究的中位随访时间为 13.3 个月。中期结果显示，在第 24 周，21 例患者有客观反应，ORR 为 39.6%（95%CI：26.5%~54.0%）。16 例（30%）患者发生严重的治疗相关 AE，1 例死亡（颅内出血）。最常见的治疗相关 AE 为高血压（31 例）、疲劳（29 例）、腹泻（27例）和甲状腺功能减退（25例）。最常见的3级治疗相关AE为高血压（18例）和腹泻（4例）。无4级治疗相关AE的报告。5例（9%）患者因TRAE而终止治疗。乐伐替尼联合帕博利珠单抗在晚期复发性子宫内膜癌患者中表现出抗肿瘤活性，其安全性与先前报道的乐伐替尼和帕博利珠单抗治疗相似，但甲状腺功能减退症的发生率增加[5]。目前正在开展Ⅲ期临床试验。

## 参考文献

［1］OTT PA, BANG YJ, BERTON-RIGAUD D, et al. Safety and Antitumor activity of pembrolizumab in advanced programmed death ligand 1-positive endometrial cancer: results from the KEYNOTE-028 study. J Clin Oncol, 2017, 35 (22): 2535-2541.

［2］FADER AN, DIAZ LA, ARMSTRONG DK, et al. Preliminary results of a phase Ⅱ study: PD-1 blockade in mismatch repair–deficient, recurrent or persistent endometrial cancer. Gynecol Oncol, 2016, 141 (S1): 206-207.

［3］LE DT, URAM JN, WANG H, BARTLETT BR, et al. PD-1 blockade in tumors with mismatch-repair deficiency. N Engl J Med, 2015, 372 (26): 2509-2520.

［4］LE DT, DURHAM JN, SMITH KN, et al. Mismatch repair deficiency predicts response of solid tumors to PD-1 blockade. Science, 2017, 357: 409-413.

［5］ MAKKER V, RASCO D, VOGELZANG NJ, et al. Lenvatinib plus pembrolizumab in patients with advanced endometrial cancer: an interim analysis of a multicentre, open-label, single-arm, phase 2 trial. Lancet Oncol, 2019, 20: 711-718.

复发或转移性子宫内膜癌

# 十三、复发性卵巢癌

| 治疗线数 | I 级专荐 | II 级推荐 | III 级推荐 |
|---|---|---|---|
| 复发性卵巢癌 [a] | | 帕博利珠单抗 [b]（限 MSI-H 或 dMMR 患者）（2A 类证据） | |

## 【注释】

a. 目前，已经启动的卵巢癌免疫检查点抑制剂治疗的临床试验近 60 项，其中 8 项已经进入 III 期临床试验阶段。治疗方案主要是免疫检查点抑制剂单药用于复发卵巢癌，以及免疫检查点抑制剂联合化疗、靶向治疗用于卵巢癌术后的一线治疗方案或用于复发卵巢癌。但目前的 III 期临床试验启动时间较短，大多尚未公布临床数据，主要的研究结果来自 I ~ II 期临床研究。从目前的研究结果看，针对复发卵巢癌，PD-1/PD-L1 抗体治疗的总体效果并不理想 [1-3]。例如 JAVELIN 是一项非盲、I B 期临床研究，旨在评估 avelumab 治疗复发或难治性卵巢癌的有效性及安全性，中位随访 26.6 个月结果显示，125 例患者中有 1 例 CR、11 例 PR，ORR 为 9.6%（95%CI：5.1%~16.2%）[1]。但从详细的基于生物标志物或病理类型的数据分析看，部分复发患者可从单药免疫治疗中获益。例如，II 期临床试验 KEYNOTE-100 研究中，帕博利珠单抗治疗铂耐药复发患者的中位缓解期可达 8.2 个月，缓解期持续 6 个月以上者占 65.5%。该研究同时探索了与疗效相关的生物标志物研究，对 376 例患者的综合分析表明，ITT 人群的 ORR 为 8%

（95%CI：5.4%~11.2%），CPS < 1 分的患者 ORR 为 5.0%（95%CI：2.0%~10.0%），CPS ≥ 1 分的患者 ORR 为 10.2%（95%CI：6.3%~15.2%），CPS ≥ 10 以上者 ORR 更高达 17.5%（95%CI：9.7%~27.0%）[4]。此外，免疫检查点抑制剂联合治疗较单药相比显示出一定的优势。TOPACIO/KEYNOTE-162 研究是评价帕博利珠单抗联合 PARP 抑制剂尼拉帕利治疗铂耐药的复发性卵巢癌的单臂、Ⅰ/Ⅱ期临床研究，共纳入 62 例患者。结果表明，ORR 为 18%（90%CI：11%~29%），DCR 为 65%（90%CI：54%~75%），包括 3 例（5%）CR，8 例（13%）PR，28 例（47%）肿瘤稳定。疗效与 *BRCA1/2* 突变状态无关[5]。免疫治疗在卵巢癌中的应用还有较长的路要走，研究方向包括联合治疗的选择、疗效相关生物标志物的探索等。希望进一步的研究结果能为卵巢癌患者提供更多的治疗选择。

b. 基于Ⅱ期 NCT01876511 研究及其扩展研究，FDA 批准了帕博利珠单抗用于治疗 MSI-H 或 dMMR 的不可切除的晚期实体瘤。这是首个按生物标志物而不是基于组织类型来批准的抗肿瘤药物。由于 NMPA 尚未批准该适应证，故本指南将其作为Ⅱ级推荐。在 NCT01876511 研究中，共纳入 41 例其他治疗失败的晚期实体瘤患者接受帕博利珠单抗治疗，包括 MSI 阳性或阴性。对于 MSI 阳性的患者有效率为 40%，20 周的无疾病进展生存率是 78%；而 MSI 阴性的患者有效率为 0%，20 周的无疾病进展生存率是 11%[6]。在其扩展研究中，共纳入 86 例 MSI-H 阳性的 12 个瘤种的患者接受帕博利珠单抗治疗，包括壶腹癌、胆管癌、大肠癌、子宫内膜癌、胃和食管癌、神经内分泌肿瘤、骨肉瘤、胰腺癌、前列腺癌、小肠癌、甲状腺癌、原发灶不明肿瘤；86 例患者整体有效率 53%，其中 21% 的患者 CR，77% 的患者疾病得到控制[7]。

# 参考文献

[1] DISIS ML, TAYLOR MH, KELLY K, et al. Efficacy and safety of avelumab for patients with recurrent or refractory ovarian cancer: phase 1b results from the javelin solid tumor trial. JAMA Oncol, 2019, 5 (3): 393-401.

[2] HAMANISHI J, MANDAI M, IKEDA T, et al. Safety and antitumor activity of anti-pd-1 antibody, nivolumab, in patients with platinum-resistant ovarian cancer. J Clin Oncol, 2015, 33 (34): 4015-4022.

[3] VARGA A, PIHA-PAUL S, OTT PA, et al. Pembrolizumab in patients with programmed death ligand 1-positive advanced ovarian cancer: Analysis of KEYNOTE-028. Gynecol Oncol, 2019, 152 (2): 243-250.

[4] MATULONIS UA, SHAPIRA-FROMMER R, SANTIN AD, et al. Antitumor activity and safety of pembrolizumab in patients with advanced recurrent ovarian cancer: results from the phaseⅡ KEYNOTE-100 study. Ann Oncol, 2019, 30 (7): 1080-1087.

[5] KONSTANTINOPOULOS PA, WAGGONER S, VIDAL GA, et al. Single-arm phases 1 and 2 trial of niraparib in combination with pembrolizumab in patients with recurrent platinum-resistant ovarian car-

cinoma. JAMA Oncol, 2019, 5 (8): 1141-1149.

[6] LE DT, URAM JN, WANG H, BARTLETT BR, et al. PD-1 blockade in tumors with mismatch-repair deficiency. N Engl J Med, 2015, 372 (26): 2509-2520.

[7] LE DT, DURHAM JN, SMITH KN, et al. Mismatch repair deficiency predicts response of solid tumors to PD-1 blockade. Science, 2017, 357: 409-413.

# 十四、恶性黑色素瘤

# 皮肤黑色素瘤

| 分层 | | | Ⅰ级推荐 | Ⅱ级推荐 | Ⅲ级推荐 |
|---|---|---|---|---|---|
| 术后辅助 | ⅢA、ⅢB、ⅢC、ⅢD期 | 可切除的淋巴结转移、移行转移或卫星灶 | 帕博利珠单抗1年（1A类证据）[a] | 特瑞普利单抗1年（2A类证据） | 纳武利尤单抗1年（2A类证据）[b] ipilimumab 3年（2B类证据）[c] |
| | Ⅳ期 | 单个转移病灶或多个转移病灶可完全切除 | 帕博利珠单抗1年（1B类证据）[a] | 特瑞普利单抗1年（2B类证据） | 纳武利尤单抗1年（2B类证据）[b] |
| 晚期一线 | 转移性或不可切除Ⅲ或Ⅳ期 | | 帕博利珠单抗（1A类证据）[d] | 特瑞普利单抗（2A类证据）纳武利尤单抗+ipilimumab（2A类证据）[e, f] | 纳武利尤单抗（2A类证据）[e, f] |
| 晚期二线 | 转移性或不可切除Ⅲ或Ⅳ期 | | 如果一线未使用过PD-1单抗，二线推荐帕博利珠单抗（1A类证据）或特瑞普利单抗（2A类证据）[g, h, i] | | 纳武利尤单抗（2A类证据）[g, h, i] |

恶性黑色素瘤

# 肢端黑色素瘤 [j, k]

| 分层 | | | I 级推荐 | II 级推荐 | III 级推荐 |
|---|---|---|---|---|---|
| 术后辅助 | ⅢA、ⅢB、ⅢC、ⅢD 期 | 可切除的淋巴结转移、移行转移或卫星灶 | 帕博利珠单抗 1 年（2B 类证据）[a] | 特瑞普利单抗 1 年（2B 类证据） | 纳武利尤单抗 1 年（2B 类证据）[b]<br>ipilimumab 3 年（2B 类证据）[c] |
| | Ⅳ期 | 单个转移病灶或多个转移病灶可完全切除 | 帕博利珠单抗 1 年（2B 类证据）[a] | 特瑞普利单抗 1 年（2B 类证据） | 纳武利尤单抗 1 年（2B 类证据）[b] |
| 晚期一线 | 转移性或不可切除 Ⅲ 或 Ⅳ 期 | | 帕博利珠单抗（2B 类证据）[d, k] | 特瑞普利单抗（2B 类证据） | 纳武利尤单抗（2B 类证据）[e]<br>纳武利尤单抗 +ipilimumab（2B 类证据）[e, f] |
| 晚期二线 | 转移性或不可切除 Ⅲ 或 Ⅳ 期 | | 如果一线未使用过 PD-1 单抗，二线推荐帕博利珠单抗（2A 类证据）或特瑞普利单抗（2A 类证据）[g, h, i, k] | | 纳武利尤单抗（2B 类证据）[g, h, i] |

# 黏膜黑色素瘤 [l, m]

| 分层 | | | I 级推荐 | II 级推荐 | III 级推荐 |
|---|---|---|---|---|---|
| 晚期 | 任何 T，任何 N，M1 | | | 特瑞普利单抗 ± 阿昔替尼（2A 类证据）[l] | 帕博利珠单抗（2B 类证据）[m] 特瑞普利单抗（2B 类证据）[m] |

## 【注释】

a. 2019 年 2 月，FDA 批准帕博利珠单抗用于高风险 III 期黑色素瘤手术完全切除患者的辅助治疗，此项批准是基于大型 III 期临床研究 KEYNOTE-054 的数据[1]。该研究纳入完全切除的 III 期患者（包括 IIIA、IIIB、IIIC 淋巴结转移 1~3 个以及 IIIC 淋巴结转移超过 4 个），结果提示与安慰剂相比，帕博利珠单抗辅助治疗 1 年能显著延长患者的无复发生存期（recurrence-free survival, RFS）。帕博利珠单抗组 1 年 RFS 率为 75.4%，安慰剂组为 61%，无复发风险降低 43%。

b. 2017 年 12 月，美国 FDA 批准 PD-1 抑制剂纳武利尤单抗作为 IIIB、IIIC 或者 IV 期完全切除的皮肤黑色素瘤患者术后的辅助治疗，该获批是基于 CheckMate 238 III 期随机对照试验[2-3]。该研究对比纳武利尤单抗（3mg/kg）与 ipilimumab（10mg/kg）在ⅢB、ⅢC、Ⅳ期黑色素瘤患者的术后辅助治疗，12 个月的 RFS 率分别为 70.5% 和 60.8%，36 个月的 RFS 率分别为 58% 和 45%，纳武利尤单抗组复发或死亡风险较 ipilimumab 组下降 35%（HR：0.65，$P < 0.001$）；除 M1c 期的患者，按 *BRAF* 基因状态、PD-L1 表达水平分层后，均看到了纳武利尤单抗组的生存获益；而纳武利尤单抗组 3~4 级 AE 发生率仅为 14.4%。

c. 2015 年 10 月美国 FDA 批准 ipilimumab 用于Ⅲ期黑色素瘤术后的辅助治疗[4]。该Ⅲ期随机对照试验（NCT00636168）纳入Ⅲ期皮肤恶性黑色素瘤完全切除术后的患者，随机分为 ipilimumab 组和安慰剂组，ipilimumab 组 5 年的无复发生存率是 40.8%，安慰剂组是 30.3%。ipilimumab 组 5 年的 OS 率是 65.4%，安慰剂组是 54.4%。亚组分析显示，ipilimumab 组可显著延长原发灶溃疡、淋巴结微小转移合并原发灶溃疡（相当于部分ⅢA 和ⅢB 期）或大于 3 个淋巴结受累的ⅢC 期患者的生存时间。但 ipilimumab 组 3~4 级 irAE 的发生率是 41.6%，而安慰剂组是 2.7%。2019 年 E1609 研究结果表明 ipilimumab 3mg/kg 组在辅助治疗中 OS 略优于干扰素，同时鉴于 10mg/kg 剂量的高毒副作用，2019 年 NCCN 并未将其纳入辅助治疗方案。

d. KEYNOTE-006 研究是一项Ⅲ期、开放、多中心研究[5]，旨在对比帕博利珠单抗与 ipilimumab 治疗既往未接受过 ipilimumab 治疗的不可切除Ⅲ期或Ⅳ期黑色素瘤的疗效。一线初治患者中，帕博利珠单抗组 4 年 ORR 高达 47%，高于 ipilimumab 组。帕博利珠单抗对比 ipilimumab 显示出持久显著的 OS 获益，2019 年 AACR 年会公布的 5 年随访结果显示，接受免疫治疗作为一线治疗的患者，帕博利珠单抗组和 ipilimumab 组的中位 OS 分别为 38.7 个月 vs. 17.1 个月

（HR：0.73），PFS 分别为 11.6 个月和 3.7 个月（HR：0.54）。整体人群中接受帕博利珠单抗和 ipilimumab 治疗的患者分别有 38.7% 和 31.0% 的患者仍然存活，在接受一线治疗的人群中，接受帕博利珠单抗和 ipilimumab 治疗的患者分别有 43.2% 和 33.0% 的患者仍然存活。在完成 2 年帕博利珠单抗治疗的患者（18.5%）和取得 CR（无论是否完成 2 年治疗）的患者中，疗效非常持久：完成 2 年帕博利珠单抗治疗的患者，78.3% 仍未出现疾病进展，93.8% 在 3 年随访时仍存活；取得 CR 的患者，大多数（85%~86%）在停药后 2 年仍未进展。KEYNOTE-001 是一项大型开放标签、多中心扩展的 I B 期临床研究[6]，2014 年 9 月 FDA 基于该项研究批准帕博利珠单抗用于晚期黑色素瘤治疗。该研究纳入 655 例确诊为晚期黑色素瘤的患者，75% 的患者之前接受过其他治疗，包括 ipilimumab，其余为初诊患者。2018 年 ASCO 大会上 KEYNOTE-001 研究更新了 5 年生存数据，总体有效率 34%，总体中位 PFS 为 5.6 个月，中位起效时间 2.8 个月，总人群 5 年 OS 率为 34%，初诊患者 5 年 OS 率为 41%。首次证实了 PD-1 单抗治疗恶性黑色素瘤的长期获益。

e. CheckMate 066 研究是一项随机双盲Ⅲ期研究。FDA 于 2015 年基于该研究批准了纳武利尤单抗一线治疗 *BRAF V600* 野生型不可切除性或转移性黑色素瘤。2019 年 CheckMate 066 更新了 3 年随访数据[7]，在 *BRAF V600* 野生型晚期黑色素瘤患者中，与达卡巴嗪相比，纳武利尤单抗明显提高 3 年 OS 率及 PFS 率。纳武利尤单抗组随访 38.4 个月，达卡巴嗪组随访 38.5 个月，纳武利尤单抗组的中位 OS 为 37.5 个月，达卡巴嗪为 11.2 个月（HR：0.46；95%CI：0.36~0.59；*P* < 0.001）。纳武利尤单抗和达卡巴嗪组的 3 年 OS 率分别为 51.2% 和 21.6%；中位 PFS 分别

为 5.1 个月和 2.2 个月（HR：0.42；95% CI：0.33~0.53；$P < 0.001$）；3 年 PFS 率分别为 32.2% 和 2.9%。纳武利尤单抗组的客观有效率 42.9%，显著高于达卡巴嗪组 14.4%。CheckMate 067 是一项多中心随机双盲Ⅲ期研究[8, 9]，入组初治 *BRAF V600* 野生型或 *BRAF V600* 突变型晚期黑色素瘤，945 例患者分为 3 组：纳武利尤单抗联合 ipilimumab 组、纳武利尤单抗单药组和 ipilimumab 单药组。2019 年 ESMO 大会公布了随访 5 年的研究数据，联合组、纳武利尤单抗组和 ipilimumab 组的 5 年 OS 率分别为 52%、44% 和 26%，联合组的中位 OS 仍未达到，纳武利尤单抗组和 ipilimumab 组的 mOS 分别为 36.9 个月、19.9 个月；5 年 PFS 率分别为 36%、29% 和 8%，mPFS 分别为 11.5 个月、6.9 个月、2.9 个月。联合组的 ORR 为 58%，纳武利尤单抗组的 ORR 为 45%。

f. CheckMate 069 研究是一项双盲随机Ⅱ期研究[10]，在既往未接受治疗（初治）的不可切除性或转移性黑色素瘤患者中，对比纳武利尤单抗联合 ipilimumab 与 ipilimumab 单药用于一线治疗的疗效和安全性。结果显示，*BRAF V600* 野生型晚期黑色素瘤，联合组取得了更高的 ORR（61%，n = 44/72），与单药组（ORR = 11%，n = 4/37）相比具有统计学显著差异（$P < 0.001$），针对 *BRAF V600* 突变型黑色素瘤，联合方案也获得相似结果，中位 PFS 显著延长（中位 PFS：8.5 个月 vs. 2.7 个月），疾病进展或死亡风险降低 60%。FDA 基于该项研究于 2015 年 10 月批准了纳武利尤单抗联合 ipilimumab 一线治疗 *BRAF V600* 野生型晚期黑色素瘤患者。

g. KEYNOTE-002 是一项Ⅱ期随机对照试验[11, 12]。纳入 540 名 ipilimumab 治疗进展的黑色素瘤患者，随机接受帕博利珠单抗治疗（2mg/kg 或 10mg/kg q3w）或化疗。三组 6 个月的 PFS 率分别为 34%、38% 和 16%；相比化疗，两个剂量组的帕博利珠单抗均显著改善 PFS（2mg/kg 组 HR 为 0.57；10mg/kg 组 HR 为 0.50）。三组中位 OS 时间分别是 13.4 个月、14.7 个月和 11.0 个月，2 年生存率分别是 36%、38% 和 30%。另外，无论之前接受过 0~1 次还是 > 2 次治疗，是否有内脏转移，以及 PD-L1 表达水平，所有患者的 OS 率均一致。ChectMate-037 是一项随机、对照、开放标签的 Ⅲ 期研究[13]，接受过 ipilimumab 和 / 或 BRAF 抑制剂治疗的晚期黑色素瘤患者 405 例，按 2∶1 随机分成两组，分别接受纳武利尤单抗（272 例）和化疗（133 例）。结果显示两组的 ORR 分别为 31.7%、10.6%，纳武利尤单抗显示出更长的 DoR 和更好的缓解情况。

h. 基于 KEYNOTE-151 研究，帕博利珠单抗于 2018 年 7 月 25 日获 NMPA 批准在国内上市，用于不可切除或转移性黑色素瘤的二线治疗。该研究为单臂研究[14]，共纳入 103 例晚期黑色素瘤患者，给予帕博利珠单抗（2mg/kg，q3w）治疗 35 次（2 年）或直至确诊疾病进展，或毒性无法耐受，或患者 / 研究者决定停止。全组 ORR 为 16.7%，其中 CR 1 例，PR 16 例，22 例（21.6%）患者为疾病稳定。DCR 为 38.2%。肢端黑色素瘤亚型患者的 ORR 为 15.8%，黏膜亚型为 13.3%，*BRAF V600* 突变患者的 ORR 为 15.0%。在数据截止时，有效患者的中位 DoR 为 8.4 个月；5 例（65.6%）患者 DoR ≥ 6 个月。中位 PFS 为 2.8 个月；预计 6 个月 PFS 率为 20.4%，12 个月 PFS 率为 11.9%。中位 OS 为 12.1 个月；预计 6 个月 OS 率为 75.7%，12 个月 OS 率为 50.6%。

i. 基于 CT4 研究，特瑞普利单抗于 2018 年 12 月 17 日获 NMPA 批准在国内上市。该获批是该研究为既往接受全身系统治疗失败的不可切除或转移性黑色素瘤患者[15]，特瑞普利单抗在二线治疗的 ORR 为 17.3%（22/127）、DCR 为 57.5%（73/127），18 个月的 OS 率为 52.9%。肢端黑色素瘤的有效率为 14.0%，非肢端皮肤黑色素瘤患者有效率 31.3%。这两项研究均提示肢端黑色素瘤接受 PD-1 单抗有效率低于欧美患者皮肤黑色素瘤的有效率。

j. 一项针对韩国黑色素瘤患者回顾性分析发现[16]，17 例肢端黑色素瘤与 9 例黏膜黑色素瘤患者接受 PD-1 抑制剂治疗，总体客观有效率为 11.5%。一项欧美学者回顾性分析了 7 个医学中心的临床研究[17]，荟萃了 PD-1 抑制剂的 EAP 项目以及多项临床研究，包括 NCT02083484、NCT01295827、NCT01295827、NCT01927419、NCT01024231 以及 NCT01721746，共纳入 35 例黏膜黑色素瘤，25 例肢端黑色素瘤。回顾性分析显示，肢端黑色素瘤接受 PD-1 抑制剂治疗 ORR 为 33%。上述结果提示，欧美患者肢端黑色素瘤与亚洲肢端黑色素瘤在基因背景及临床疗效上存在差异，仍需要大样本临床研究进行验证。

k. 由于目前全球没有针对肢端黑色素瘤的系统分期以及标准治疗，故目前肢端黑色素瘤分期参照 AJCC 皮肤黑色素瘤分期，治疗大体原则参照皮肤黑色素瘤。

l. 黏膜黑色素瘤为亚洲人群黑色素瘤第二大亚型（占 22.6%），包括鼻腔/鼻窦/鼻咽、口腔、食管、直肠肛管、生殖道、泌尿道等部位来源的黑色素瘤。目前黏膜黑色素瘤的 TNM 分期正在建立中。头颈部来源（鼻腔/鼻窦/鼻咽、口腔）的黏膜恶性黑色素瘤分期暂可参考 AJCC 分期。直肠、肛管、生殖道来源可暂按照有无肌层侵犯分为 I 期和 II 期，出现区域淋巴结转移为 III 期，远处转移为 IV 期。黏膜黑色素瘤的生物学行为有别于皮肤黑色素瘤，其更易侵及血管，更易出现复发转移，术后需要辅助治疗。目前已知 PD-1 单抗免疫治疗在黏膜黑色素瘤有效率低，故目前黏膜黑色素瘤辅助治疗以全身化疗为主。黏膜黑色素瘤辅助 PD-1 单抗比较大剂量干扰素的研究正在进行中。对于不可切除的局部晚期或远处转移的黑色素瘤，PD-1 单抗联合阿昔替尼方案可获得较好疗效。特瑞普利单抗联合阿昔替尼一线治疗晚期黏膜黑色素瘤的 I B 期临床研究中[18]，共入组 33 例未接受过系统性抗肿瘤治疗的晚期黏膜黑色素瘤患者。研究采用传统的 3+3 剂量递增原则。爬坡阶段接受每 2 周一次的 1.3mg/kg 特瑞普利单抗静脉滴注以及阿昔替尼 5mg bid 口服；ORR 为 48.3%，DCR 达 86.2%，mPFS 延长至 7.5 个月，mOS 未达到，总体 AE 可耐受。

m. KEYNOTE-151 研究共纳入 103 例中国晚期黑色素瘤患者[14]，给予帕博利珠单抗（2mg/kg，q3w）治疗 35 个周期（2 年）或直至确诊疾病进展，或毒性无法耐受，或患者 / 研究者决定停止。全组 ORR 为 16.7%，黏膜黑色素瘤患者（14.6%）的 ORR 为 13.4%。CT4 研究[58]评价了特瑞普利单抗在中国黑色素瘤患者二线治疗的有效率，总体人群 ORR 为 17.3%（22/127）、DCR 为 57.5%（73/127）。黏膜黑色素瘤的有效率为 0，DCR 为 40.9%，但是在 I 期临床研究中仍有特瑞普利单抗治疗有效的黏膜黑色素瘤患者。这两项研究均提示黏膜黑色素瘤接受 PD-1 单抗有效率显著低于皮肤黑色素瘤。一项针对韩国黑色素瘤患者的回顾性分析发现[60]，17 例肢端黑色素瘤与 9 例黏膜黑色素瘤患者接受了 PD-1 抑制剂治疗，总体客观有效率为 11.5%。一项欧美学者回顾性分析了 7 个医学中心的临床研究[17]，荟萃了 PD-1 单抗的 EAP 项目以及多项临床研究，包括 NCT02083484、NCT01295827、NCT01295827、NCT01927419、NCT01024231，以及 NCT01721746，一共纳入了 35 例黏膜黑色素瘤，25 例肢端黑色素瘤。回顾性分析结果显示，黏膜黑色素瘤接受 PD-1 单抗治疗有效率为 23%。欧美另一项回顾性分析[62]，荟萃 KEYNOTE-001、002、006 三大研究中 1 567 例黑色素瘤患者，其中 84 例黏膜黑色素瘤接受帕博利珠单抗治疗，ORR 为 19%，而对于未经过 ipilimumab 治疗患者有效率为 22%。

## 参考文献

［1］ EGGERMONT AMM, BLANK CU, MANDALA M, et al. Adjuvant pembrolizumab versus placebo in resected stage Ⅲ melanom. N Engl J Med, 2018, 378 (19): 1789-1801.

［2］ WEBER J, MANDALA M, DEL VECCHIO M, et al. Adjuvant nivolumab versus ipilimumab in resected stage Ⅲ/ Ⅳ melanoma. N Engl J Med, 2017, 377 (19): 1824-1835.

［3］ JEFFREY W, MICHELE D, MARIO M, et al. Adjuvant nivolumab versus ipilimumab in resected stage Ⅲ/ Ⅳ melanoma: 3-year efficacy and biomarker results from the phase 3 checkmate 238 trial. ESMO 2019.

［4］ EGGERMONT AM, CHIARION-SILENI V, GROB JJ, et al. Prolonged survival in stage Ⅲ melanoma with ipilimumab adjuvant therapy. N Engl J Med, 2016, 375 (19): 1845-1855.

［5］ SCHACHTER J, RIBAS A, LONG GV, et al: Pembrolizumab versus ipilimumab for advanced melanoma: final overall survival results of a multicentre, randomised, open-label phase 3 study (KEY-NOTE-006) . Lancet, 2017, 390 (10105): 1853-1862.

[ 6 ] HAMID O, ROBERT C, DAUD A, et al. Five-year survival outcomes for patients with advanced melanoma treated with pembrolizumab in KEYNOTE-001. Ann Oncol, 2019, 30 (4): 582-588.

[ 7 ] ASCIERTO PA, LONG GV, ROBERT C, et al. Survival outcomes in patients with previously untreated braf wild-type advanced melanoma treated with nivolumab therapy: three-year follow-up of a randomized phase 3 trial. JAMA Oncol, 2019, 5 (2): 187-194.

[ 8 ] WOLCHOK JD, CHIARION-SILENI V, GONZALEZ R, et al. Overall survival with combined nivolumab and ipilimumab in advanced melanoma. N Engl J Med, 2017, 377 (14): 1345-1356.

[ 9 ] HODI FS, CHIARION-SILENI V, GONZALEZ R, et al. Nivolumab plus ipilimumab or nivolumab alone versus ipilimumab alone in advanced melanoma (CheckMate 067): 4-year outcomes of a multicentre, randomised, phase 3 trial. Lancet Oncol, 2018, 19 (11): 1480-1492.

[ 10 ] HODI FS, CHESNEY J, PAVLICK AC, et al. Combined nivolumab and ipilimumab versus ipilimumab alone in patients with advanced melanoma: 2-year overall survival outcomes in a multicentre, randomised, controlled, phase 2 trial. Lancet Oncol, 2016, 17 (11): 1558-1568.

[ 11 ] HAMID O, PUZANOV I, DUMMER R, et al. Final analysis of a randomised trial comparing pembrolizumab versus investigator-choice chemotherapy for ipilimumab-refractory advanced melanoma. Eur J Cancer, 2017, 86: 37-45.

恶性黑色素瘤

［12］ RIBAS A, PUZANOV I, DUMMER R, et al. Pembrolizumab versus investigator-choice chemo-therapy for ipilimumab-refractory melanoma (KEYNOTE-002): a randomised, controlled, phase 2 trial. Lancet Oncol, 2015, 16 (8) ; 908-918.

［13］ LARKIN J, MINOR D, D'ANGELO S, et al. Overall survival in patients with advanced melanoma who received nivolumab versus investigator's choice chemotherapy in CheckMate 037: a random-ized, controlled, open-label phase III trial. J Clin Oncol, 2018, 36 (4): 383-390.

［14］ SI L, ZHANG X, SHU Y, et al. A phase I b study of pembrolizumab as second-line therapy for chinese patients with advanced or metastatic melanoma (KEYNOTE-151) . Transl Oncol, 2019, 12 (6): 828-835.

［15］ CHI Z, TANG B, SHENG X, et al. A phase II study of JS001, a humanized PD-1 mAb, in patients with advanced melanoma in China. J Clin Oncol, 2018, 36 (15_suppl): 9539.

［16］ CHO J, AHN S, YOO KH, et al. Treatment outcome of PD-1 immune checkpoint inhibitor in Asian metastatic melanoma patients: correlative analysis with PD-L1 immunohistochemistry. Invest New Drugs, 2016, 34 (6): 677-684.

［17］ HAMID O, ROBERT C, RIBAS A, et al. Antitumour activity of pembrolizumab in advanced mucosal melanoma: a post-hoc analysis of KEYNOTE-001, 002, 006. Bri J Cancer, 2018, 119 (6): 670-674.

［18］ SHENG X, YAN X, CHI Z, et al. Axitinib in combination with toripalimab, a humanized immuno-globulin g monoclonal antibody against programmed cell death-1, in patients with metastatic muco-sal melanoma: an open-label phase I b trial. J Clin Oncol, 2019, 37: 2987-2999.

恶性黑色素瘤

# 十五、复发 / 难治性恶性淋巴瘤

| 疾病名称 | Ⅰ级推荐 | Ⅱ级推荐 | Ⅲ级推荐 |
|---|---|---|---|
| 经典型霍奇金淋巴瘤（cHL）[a] | 信迪利单抗（1A 类证据）[b]<br>卡瑞利珠单抗（1A 类证据）[e]<br>替雷利珠单抗（1A 类证据）[g] | 纳武利尤单抗（1A 类证据）[c]<br>帕博利珠单抗（1A 类证据）[f] | 卡瑞利珠单抗 +地西他滨（2A 类证据）[d] |
| 原发纵隔大 B 细胞淋巴瘤（PMBCL）[h, i] | | 帕博利珠单抗（1A 类证据）[h] | |

## 【注释】

a. 霍奇金淋巴瘤（Hodgkin's lymphoma，HL）包括经典型和结节性淋巴细胞为主型两大类型。其中，经典型霍奇金淋巴瘤（classical Hodgkin lymphoma，cHL）为 HL 最常见组织学类型，约占所有 HL 的 90%。研究显示，初诊 cHL 几乎均可检测到 9p24.1 异常，包括多体性（5%）、PD-L1/PD-L2 的拷贝数增加（58%）或扩增（36%）[1]。基于 9p24.1 的高频率改变和 PD-1 配体的表达增加，PD-1/PD-L1 成为了 cHL 的独特治疗靶标。

b. ORIENT-1 研究显示，信迪利单抗治疗复发/难治性 cHL 的 ORR 高达 80.4%，安全性良好[2]。基于此研究，2018 年 12 月 NMPA 批准信迪利单抗用于治疗难治性或三线及以上治疗后复发的 cHL。

c. I 期 CheckMate 039 研究评估了纳武利尤单抗治疗 23 例复发/难治性 HL［本妥昔单抗（brentuximab vedotin，BV）和自体干细胞移植（autologous stem-cell transplantation，ASCT）治疗后复发进展］的疗效，结果显示 DCR 高达 100%，其中 ORR 为 87%，CR 率为 17%[3]。后续的多中心、单臂临床 II 期 CheckMate 205 研究进一步评估了纳武利尤单抗的临床疗效。该研究纳入经活检确认的自体造血干细胞移植（autologous hematopoietic cell transplantation，auto-HCT）失败后的复发/难治性 cHL 患者，在中位随访 18 个月时，仍有 40% 患者持续用药；总体 ORR 为 69%，各队列的 ORR 为 65%~73%；总体的 DoR 为 16.6 个月，中位 PFS 为 14.7 个月；患者耐受性良好，只有 7% 的患者因治疗相关 AE 而停止治疗[4]。基于 CheckMate 039 和 CheckMate 205 研究 B 队列研究的总响应率数据，FDA 于 2016 年 5 月批准纳武利尤单抗用于治疗患有复发性或在 HSCT 治疗后使用 BV 出现疾病进展的 cHL 患者。

d. 韩为东等发起的一项卡瑞利珠单抗联合地西他滨对比卡瑞利珠单抗单药治疗复发/难治性 cHL 的 I/II 期临床研究结果显示，在既往未使用过 PD-1 抑制剂的患者中，联合用药的 CR 率高达 71%（单药组：32%），6 个月时的反应持续率为 100%（单药组：76%）；在既往使用过 PD-1 抑制剂的患者中，联合用药的 CR、PR 率分别为 28% 和 24%[5]。

e. 在 2018 年第 11 届霍奇金淋巴瘤国际研讨会上，报道了关于卡瑞利珠单抗治疗 R/R cHL 的 II 期研究成果。结果显示，ORR 约为 84.8%，CR 率达 30.3%，且毒性反应和副作用可控[6]。2019年 5 月，基于此研究，NMPA 批准卡瑞利珠单抗用于复发 / 难治性 cHL 的三线治疗。

f. 多中心、开放性 I B 期 KEYNOTE-013 研究评估了帕博利珠单抗在复发 / 难治性 cHL 患者中的安全性和有效性。该研究招募了 31 名经 BV 治疗失败的患者，帕博利珠单抗治疗后 ORR 达58%，中位 PFS 为 11.4 个月，6 个月和 12 个月的 PFS 率分别为 66% 和 48%；中位 OS 尚未达到，6 个月和 12 个月的 OS 率分别为 100% 和 87%[7]。之后，KEYNOTE-087 研究（单臂 II期）共纳入了 210 例复发 / 难治性 cHL 患者，结果显示，ORR 可达 69%，9 个月的 OS 率和PFS 率分别达到 97.5% 和 63.4%[8]。2016 年 4 月，基于当时正在进行的 KEYNOTE-013 研究和KEYNOTE-087 研究的数据，FDA 授予帕博利珠单抗治疗复发 / 难治性 cHL 的突破性药物资格。2017 年 3 月，基于 KEYNOTE-087 研究的应答率和应答持续期数据，FDA 批准帕博利珠单抗用于治疗难治性或三线及以上治疗后复发的成人或儿童 cHL。然而，作为一项单臂临床研究，KEYNOTE-087 无法证实不同疗法在复发 / 难治性 cHL 患者中是否存在疗效差异。2018 年，Keeping 等报道了帕博利珠单抗与传统标准疗法之间的疗效比较，展示了帕博利珠单抗在治疗复发 / 难治性 cHL 方面的优势作用[9]。

g. 基于一项单臂、多中心的 II 期 BGB-A317-203 研究，2019 年 12 月，NMPA 批准替雷利珠单抗用于治疗至少经过二线系统化疗的复发或难治性 cHL。该研究结果显示，在 9.8 个月随访之后，ORR 为 87.1%，其中 CR 率为 62.9%[10]。

h. 非霍奇金淋巴瘤（non-Hodgkin lymphoma，NHL）分型众多，主要包括 B 细胞淋巴瘤（B-cell lymphoma，BCL）和 T 细胞淋巴瘤（T-cell lymphoma，TCL），不都具备对 ICIs 敏感的遗传学特征；仅少数 NHL 类型常见 9p24.1 遗传性改变，而导致 PD-L1 和 PD-L2 表达增加。原发纵隔大 B 细胞淋巴瘤（primary mediastinal large B-cell lymphoma，PMBCL）具有许多与 cHL 类似的组织学和遗传学特征，通常存在 9p24.1 染色体变异（扩增和异位）[11]。

i. KEYNOTE-170 研究证实了帕博利珠单抗对既往接受过强化治疗的复发 / 难治性 PMBCL 患者的临床有效性。该研究入组 53 例患者，中位随访 9.7 个月时，ORR 为 45%；在 24 例对治疗有应答的患者中，中位 DoR 尚未达到（1.1~19.2+ 个月），实现客观缓解的中位 DoR 为 2.8 个月（2.1~8.5 个月）；安全性方面，因 AE 中断或停止帕博利珠单抗治疗比率分别为 15%、8%。2018 年 6 月，基于 KEYNOTE-170 研究的数据，FDA 批准帕博利珠单抗用于治疗难治性或既往二线及以上疗法治疗后复发的 PMBCL[12]。

## 参考文献

［1］ ROEMER MG, ADVANI RH, LIGON AH, et al. PD-L1 and PD-L2 genetic alterations define classical Hodgkin lymphoma and predict outcome. J Clin Oncol, 2016, 34 (23): 2690-2697.

［2］ SHI Y, SU H, SONG Y, et al. Safety and activity of sintilimab in patients with relapsed or refractory classical Hodgkin lymphoma (ORIENT-1): a multicentre, single-arm, phase 2 trial. Lancet Haematol, 2019, 6 (1): e12-e19.

［3］ ANSELL SM, LESOKHIN AM, BORRELLO I, et al. PD-1 blockade with nivolumab in relapsed or refractory Hodgkin's lymphoma. N Engl J Med, 2015, 372 (4): 311-319.

［4］ ARMAND P, ENGERT A, YOUNES A, et al. Nivolumab for relapsed/refractory classic Hodgkin Lymphoma after failure of autologous hematopoietic cell transplantation: extended follow-up of the multicohort single-arm phase Ⅱ CheckMate 205 Trial. J Clin Oncol, 2018, 36 (14): 1428-1439.

［5］ NIE J, WANG C, LIU Y, et al. Addition of low-dose decitabine to anti-Pd-1 antibody camrelizumab in relapsed/refractory classical Hodgkin lymphoma. J Clin Oncol, 2019, 37 (17): 1479-1489.

［6］ SONG Y, WU J, CHEN X, et al. A single-arm, multicenter, phase 2 study of camrelizumab in relapsed or refractory classical Hodgkin lymphoma. Clin Cancer Res, 2019, 25 (24): 7363-7369.

［7］ ARMAND P, SHIPP MA, RIBRAG V, et al. Programmed death-1 blockade with pembrolizumab in patients with classical Hodgkin Lymphoma after brentuximab vedotin failure. J Clin Oncol, 2016, 34 (31): 3733-3739.

［8］ CHEN R, ZINZANI PL, FANALE MA, et al. Phase Ⅱ study of the efficacy and safety of pembrolizumab for relapsed/refractory classic Hodgkin Lymphoma. J Clin Oncol, 2017, 35 (19): 2125-2132.

［9］ KEEPING S, WU E, CHAN K, et al. Pembrolizumab versus the standard of care for relapsed and refractory classical Hodgkin's lymphoma progressing after brentuximab vedotin: an indirect treatment comparison. Expert Rev Hematol, 2018, 11 (6): 503-511.

复发／难治性恶性淋巴瘤

［10］ SONG Y, GAO Q, ZHANG H, et al. Treatment of relapsed or refractory classical Hodgkin lymphoma with the anti-PD-1, tislelizumab: results of a phase 2, single-arm, multicenter study. Leukemia, 2020, 34 (2): 533-542.

［11］ GREEN MR, MONTI S, RODIG SJ, et al. Integrative analysis reveals selective 9p24. 1 amplification, increased PD-1 ligand expression, and further induction via JAK2 in nodular sclerosing Hodgkin lymphoma and primary mediastinal large B-cell lymphoma. Blood, 2010, 116 (17): 3268-3277.

［12］ FDA approves pembrolizumab for treatment of relapsed or refractory PMBCL. https: // www. fda. gov/Drugs/InformationOnDrugs/ApprovedDrugs/ucm610670. htm [Z]

[10] SONG Y, GAO D, ZHANG H, et al. Treatment of relapsed or refractory classical Hodgkin lymphoma with the anti-PD1 tislelizumab or nivolumab: a phase 2 single-arm, multicenter study. Leukemia, 2020, 34(3): 533-542.

[11] CHEN R, ZIN- L, et al. [...]

# 十六、皮肤癌（非黑色素瘤）

| 类别 | Ⅰ级推荐 | Ⅱ级推荐 | Ⅲ级推荐 |
|---|---|---|---|
| 转移性或复发默克尔细胞癌[a] | avelumab（2A 类证据）[b] | 帕博利珠单抗（2A 类证据）[c]<br>纳武利尤单抗（2B 类证据）[d] | |
| 皮肤鳞癌 | cemiplimab（2A 类证据）[e] | | 帕博利珠单抗（3 类证据）[f]<br>纳武利尤单抗（3 类证据）[f] |

【注释】

a. 默克尔细胞癌是一种皮肤神经内分泌肿瘤，也称为 trabecular carcinoma，非常罕见，在美国每年新诊断的病例大约为 2 488 例。默克尔细胞癌是一种侵袭性很高的皮肤癌，预后差，5 年 OS 率 < 20%。NCCN 指南推荐转移性默克尔细胞癌一线选择 avelumab、帕博利珠单抗或纳武利尤单抗[1, 2]。

b. avelumab 是一种 PD-L1 单抗，于 2017 年 3 月获得 FDA 批准用于一线治疗成人和 12 岁以上儿童转移性默克尔细胞癌。该药物获批是基于一项名为 JAVELIN Merkel 200 的单臂、多中心的Ⅱ期临床研究。该研究共纳入 88 例转移性默克尔细胞癌患者，结果显示：ORR 为 33%，CR 患者占 11%，PR 患者占 22%，86% 的患者缓解时间 > 6 个月；1 年的 PFS 率和 OS 率分别为 30% 和 52%，mOS 为 12.9 个月[3]。

c. 2018 年 12 月 19 日，FDA 加速批准帕博利珠单抗用于治疗局部复发晚期或转移性默克尔细胞癌，此次获批是基于 KEYNOTE-017 研究。该研究是一项多中心、非随机、开放标签的 Ⅱ 期临床试验，共纳入了 50 例复发的局部晚期或转移性默克尔细胞癌初治患者，14%（n = 7）为复发局部晚期默克尔细胞癌，86%（n = 43）为远处转移默克尔细胞癌；结果显示帕博利珠单抗组的 ORR 为 56%，CR 患者占 24%，有应答的患者中，96% 应答时间 > 6 个月，54% 应答时间 > 12 个月；帕博利珠单抗组 2 年 PFS 率为 48.3%，mPFS 为 16.8 个月，高于化疗对照组；2 年 OS 率为 68.7%，mOS 未达到[4]。一项多中心、非对照的 Ⅱ 期研究纳入了 26 例晚期默克尔细胞癌初治患者，一线接受帕博利珠单抗治疗，ORR 为 56%，6 个月的 PFS 率为 67%；15% 的患者发生了 3~4 级药物相关 AE[5]。

d. CheckMate 358 是一项非比较性、多队列、开放标记的 Ⅰ / Ⅱ 期临床研究，该研究的初步结果提示纳武利尤单抗对默克尔细胞癌有效，晚期默克尔细胞癌患者的 ORR 为 64%[6]。

e. 皮肤鳞癌是仅次于基底细胞癌的第二常见皮肤癌，95% 的患者可以通过手术切除达到治愈，对于少数转移和局部进展无法手术的患者，PD-1 单抗成为新的治疗选择。2018 年 9 月 29 日，cemiplimab 获 FDA 批准用于一线治疗晚期或局部进展无法切除的皮肤鳞癌。cemiplimab 是一种高亲和力的 PD-1 单抗，一项多中心 Ⅰ 期临床研究入组了 26 例皮肤鳞癌患者，其中 15 例（58%）既往接受过系统治疗，ORR 为 50%，DCR 为 65%，中位反应时间 2.3 个月。拓展的 Ⅱ 期临床研究增加至 59 例患者，ORR 为 47%，DCR 为 61%，中位反应时间 1.9 个月，其中 6 例患者反应持续时间 > 6 个月。AE 主要为腹泻、乏力、恶心、便秘、皮疹[7]。

f. 帕博利珠单抗、纳武利尤单抗用于治疗皮肤鳞癌主要基于临床经验及个案报道。据报道，局部复发进展的皮肤鳞癌的 ORR 约 50%，远处转移的皮肤鳞癌 ORR 约 17%，mPFS 约 5.5 个月[8]。

## 参考文献

[1] NCCN Guideline Version 2. 2019 Merkel Cell Carcinoma.

[2] https://www. accessdata. fda. gov/drugsatfda_docs/label/2017/761049s002lbl. pdf.

[3] KAUFMAN HL, RUSSELL JS, HAMID O, et al. Updated efficacy of avelumab in patients with previously treated metastatic Merkel cell carcinoma after ≥ 1 year of follow-up: JAVELIN Merkel 200, a phase 2 clinical trial. J Immunother Cancer, 2018, 6 (1): 7.

[4] NGHIEM P, BHATIA S, LIPSON EJ, et al. Durable tumor regression and overall survival in patients with advanced merkel cell carcinoma receiving pembrolizumab as first-line therapy. J Clin Oncol, 2019, 37 (9): 693-702.

[5] NGHIEM PT, BHATIA S, LIPSON EJ, et al. PD-1 blockade with pembrolizumab in advanced merkel-cell carcinoma. N Engl J Med, 2016, 374 (26): 2542-2552.

[6] TOPALIAN SL, BHATIA S, HOLLEBECQUE A, et al. Abstract CT074: non-comparative, open-label, multiple cohort, phase 1/2 study to evaluate nivolumab (NIVO) in patients with virus-associated

tumors (CheckMate 358): efficacy and safety in Merkel cell carcinoma (MCC) . Am Assoc Cancer Res. 2017, 77 (13 Supplement): CT074.

[7] MIGDEN MR, RISCHIN D, SCHMULTS CD, et al. PD-1 blockade with cemiplimab in advanced cutaneous squamous-cell carcinoma. N Engl J Med, 2018, 379 (4): 341-351.

[8] TRAN DC, COLEVAS AD, CHANG ALS. Follow-up on programmed cell death 1 inhibitor for cutaneous squamous cell carcinoma. JAMA Dermatol, 2017, 153 (1): 92-94.

皮肤癌（非黑色素瘤）

tumor. [CheckMate 358]: efficacy and safety in Merkel cell carcinoma (MCC). Am Assoc Cancer Res 2017; 77(13 Suppl): abstract CT074.

[37] MIGDEN MR, RISCHIN D, SCHMULTS CD, et al. PD-1 blockade with cemiplimab in advanced cutaneous squamous-cell carcinoma. N Engl J Med, 2018, 379(4): 341-351.

# 附录

# 附录 1　免疫治疗实体瘤疗效评价标准（iRECIST）

实体瘤疗效评价标准（RECIST）（略）

免疫治疗实体瘤疗效评价标准（iRECIST[a]）

| 重要参数 | 描述 |
| --- | --- |
| 病灶测量 | 单径测量（同 RECIST1.1） |
| 基线靶病灶大小要求 | ≥ 10mm（淋巴结 ≥ 15mm）（同 RECIST1.1） |
| 基线靶病灶数量限制 | 最多 5 个靶病灶，每个器官最多 2 个靶病灶（同 RECIST1.1） |
| 非靶病灶 | 参与定义 iCR 和 iUPD |
| 新病灶 | 新病灶中的靶病灶总数不超过 5 个（每个器官不超过 2 个），计入直径求和（sum of diameter，SoD），但不计入基线 SoD<br>新病灶中的非靶病灶系其他所有新病灶（含可测量或不可测量） |
| iCR | 所有病灶消失（同 RECIST1.1 对 CR 定义） |
| iPR | 靶病灶 SoD 缩小程度 ≥ 30%（同 RECIST1.1 对 PR 定义） |
| iSD | 未达到 iUPD，也未达到 iPR 标准（同 RECIST1.1 对 SD 定义） |

| 重要参数 | 描述 |
| --- | --- |
| iUPD | 定义<br>➤ 靶病灶 SoD 增加程度≥20%，最小 5mm（同 RECIST1.1 对 PD 定义）<br>➤ 非靶病灶进展（同 RECIST1.1 对 PD 定义）<br>➤ 出现新病灶（同 RECIST1.1 对 PD 定义）<br>所有的 iUPD 均需要在 4~8 周进行确认 [b]<br>如果 iUPD 没有确认，需要明确原因 [c]<br>确认后的 iUPD，只要肿瘤不是快速进展，患者存在临床获益、耐受性好、签订知情同意书后可以继续接受免疫治疗 [d] |
| iCPD[e, f] | 原 iUPD 病灶上进行的 iCPD<br>➤ 原 iUPD 靶病灶基础上靶病灶 SoD 增加程度≥5mm<br>➤ 原 iUPD 非靶病灶基础上出现非靶病灶进展<br>➤ 原 iUPD 新病灶基础上出现新的靶病灶、或新的非靶病灶、或伴有新病灶 SoD 增加程度≥5mm<br>其他 iCPD<br>➤ 原 iUPD 靶病灶基础上出现非靶病灶进展，或出现新病灶<br>➤ 原 iUPD 非靶病灶基础上，靶病灶 SoD 增加程度≥5mm，或出现新病灶 |

**【注释】**

a. IRECIST 是在 irRC、irRECIST 和 imRECIST 基础上发展的免疫治疗疗效评价标准[1-4]。iRECIST 只是一个国际上认可的疗效评价标准共识，还不能替代 RECIST1.1 来评价真实世界中免疫治疗的疗效。一般地，在晚期临床试验中，RECIST1.1 仍然作为主要评价标准，用以获取主要研究终点，包括 ORR、PFS，而 iRECIST 是探索性评价标准；在早期临床试验中，iRECIST 可作为主要评价标准。

b. 如果确认了 iCPD，患者出现 PD 的时间是在初次评价 iUPD 时的时间[1, 5]。

c. 对于疑似快速进展的患者，如果免疫治疗是一线治疗，评价 iUPD 后需要 4 周后确认（肿瘤生长速度 TGR 大于以前）；如果是二线治疗，因评价 iUPD 时即可识别超进展（TGR 大于以前），因此常不需要再确认[6]。

d. 参加临床试验的患者，如果没有确认 iUPD，需要明确原因[1]。

e. iRECIST 可作为免疫治疗临床应用决策的参考，确认后的 iUPD 患者需要综合临床表现来决定是否继续使用免疫治疗。

f. 部分患者可能经过多次 iCPD 后仍可从免疫治疗中获益。

# 参考文献

［1］ SEYMOUR L, BOGAERTS J, PERRONE A, et al. iRECIST: guidelines for response criteria for use in trials testing immunotherapeutics. Lancet Oncol, 2017, 18 (3): e143-e152.

［2］ WOLCHOK JD, HOOS A, O'DAY S, et al. Guidelines for the evaluation of immune therapy activity in solid tumors: immune-related response criteria. Clin Cancer Res, 2009, 15 (23): 7412-7420.

［3］ NISHINO M, GIOBBIE-HURDER A, GARGANO M, et al. Developing a common language for tumor response to immunotherapy: immune-related response criteria using unidimensional measurements. Clin Cancer Res, 2013, 19 (14): 3936-3943.

［4］ HODI FS, BALLINGER M, LYONS B, et al. Immune-modified response evaluation criteria in solid tumors (imrecist): refining guidelines to assess the clinical benefit of cancer immunotherapy. J Clin Oncol, 2018, 36 (9): 850-858.

［5］ BORCOMAN E, KANJANAPAN Y, CHAMPIAT S, et al. Novel patterns of response under immunotherapy. Ann Oncol, 2019, 30 (3): 385-396.

［6］ CHAMPIAT S, FERRARA R, MASSARD C, et al. Hyperprogressive disease: recognizing a novel pattern to improve patient management. Nat Rev Clin Oncol, 2018, 15 (12): 748-762.

附录

# 附录2 中英文名词对照

| 英文缩写 | 英文全称 | 中文全称 |
| --- | --- | --- |
| AE | adverse effect | 不良事件 |
| ALK | anaplastic lymphoma kinase | 间变性淋巴瘤激酶 |
| ASCO | American Society of Clinical Oncology | 美国临床肿瘤学会 |
| ASCT | autologous stem-cell transplantation | 自体干细胞移植 |
| Auto-HCT | autologous hematopoietic cell transplantation | 自体造血干细胞移植 |
| BV | brentuximab vedotin | 本妥昔单抗 |
| BCL | B-cell lymphoma | B 细胞淋巴瘤 |
| ccRCC | clear cell renal cell carcinoma | 肾透明细胞癌 |
| cHL | classical Hodgkin lymphoma | 经典型霍奇金淋巴瘤 |
| CPS | combined positive score | 综合阳性评分 |
| CR | complete response | 完全缓解 |
| CSCO | Chinese Society of Clinical Oncology | 中国临床肿瘤学会 |
| DCR | disease control rate | 疾病控制率 |
| DFS | disease-free survival | 无病生存期 |

## 中英文名词对照（续表）

| 英文缩写 | 英文全称 | 中文全称 |
| --- | --- | --- |
| dMMR | deficient mismatch repair | 错配修复基因表达缺失 |
| DoR | duration of response | 缓解持续时间 |
| EBV | Epstein-Barr virus | EB 病毒 |
| EFS | event-free survival | 无事件生存 |
| EGFR | epidermal growth factor receptor | 表皮生长因子受体 |
| EMA | European Medicines Agency | 欧盟药品委员会 |
| ESMO | European Society for Medical Oncology | 欧洲肿瘤内科学会 |
| FDA | U.S.Food and Drug Administration | 美国食品药品监督管理局 |
| HBV | hepatitis B virus | 乙型肝炎病毒 |
| HCC | hepatocellular carcinoma | 肝细胞癌 |
| HER-2 | human epidermal growth factor receptor-2 | 人表皮生长因子受体 -2 |
| HL | hodgkin lymphoma | 霍奇金淋巴瘤 |
| HR | hazrd ratio | 风险比 |
| IMDC | International Meastatic RCC Database Consortium | 国际转移性肾癌数据库协会 |
| iCPD | immune confirmed progression | 免疫确认的进展 |
| iCR | immune complete response | 免疫完全缓解 |

## 中英文名词对照（续表）

| 英文缩写 | 英文全称 | 中文全称 |
| --- | --- | --- |
| iPR | immune partial response | 免疫部分缓解 |
| irAE | immune-related adverse effect | 免疫相关的不良事件 |
| iRECIST | immunotherapy response evaluation criteria in solid tumors | 免疫治疗实体瘤疗效评价标准 |
| irORR | immune-related objective response rate | 免疫相关的客观反应率 |
| irPFS | immune-related progression-free survival | 免疫相关的无疾病进展生存期 |
| iSD | immune stable disease | 免疫疾病稳定 |
| iUPD | immune unconfirmed progression | 免疫未确认的进展 |
| ITT | intent-to-treat | 意向治疗 |
| KPS | karnofsky rerformance score | 生活质量评分 |
| MPR | major pathological response | 显著病理学缓解 |
| MSI-H | microsatellite instability-high | 高度微卫星不稳定 |
| MSKCC | Memorial Sloan Kettering Cancer Center | 纪念斯隆 - 凯特琳癌症中心 |
| NCCN | National Comprehensive Cancer Network | 美国国立综合癌症网络 |
| NHL | non-Hodgkin lymphoma | 非霍奇金淋巴瘤 |

## 中英文名词对照（续表）

| 英文缩写 | 英文全称 | 中文全称 |
|---|---|---|
| NMPA | National Medical Products Administration | 国家药品监督管理局 |
| NSCLC | non-small cell lung cancer | 非小细胞肺癌 |
| ORR | objective response rate | 客观缓解率 |
| OS | overall survival | 总生存时间 |
| pCR | pathological complete response | 完全病理缓解 |
| PD-1 | programmed cell death protein-1 | 程序性细胞死亡蛋白 1 |
| PD-L1 | programmed cell death ligand-1 | 程序性死亡受体配体 -1 |
| PFS | progression-free survival | 无进展生存 |
| PMBCL | primary mediastinal large B-cell lymphoma | 原发纵隔大 B 细胞淋巴瘤 |
| PR | partial response | 部分缓解 |
| QOL | quality of life | 生活质量 |
| RCC | renal cell carcinoma | 肾细胞癌 |
| RCCEP | reactive cutaneous capillary endothelial proliferation | 反应性皮肤毛细血管内皮增生症 |
| RCT | randomized controlled trial | 随机对照试验 |

## 中英文名词对照（续表）

| 英文缩写 | 英文全称 | 中文全称 |
|---|---|---|
| RECIST | response evaluation criteria in solid tumors | 实体瘤的疗效评价标准 |
| SAE | severe adverse effect | 严重不良事件 |
| SCLC | small cell lung cancer | 小细胞肺癌 |
| SoD | sum of diameter | 直径求和 |
| TCL | T-cell lymphoma | T 细胞淋巴瘤 |
| TGR | tumor growth rate | 肿瘤生长速率 |
| TIL | tumor infiltrating lymphocyte | 肿瘤浸润淋巴细胞 |
| TKI | tyrosine kinase inhibitor | 酪氨酸激酶抑制剂 |
| TMB | tumor mutation burden | 肿瘤突变负荷 |
| TNBC | triple negative breast cancer | 三阴性乳腺癌 |
| TPS | tumor proportion score | 肿瘤阳性比例分数 |
| TRAE | treatment-related adverse event | 治疗相关不良事件 |
| TTP | time to progression | 至疾病进展的时间 |
| TTR | time to deterioration | 至疾病恶化的时间 |
| WCLC | World Congress of Lung Cancer | 世界肺癌大会 |